AQUARIUS

AQUARIUS

AQUARIUS

AQUARIUS

後青春 Restart

後青春，更超越青春。
從心理、健康、照護，到尊嚴的告別，
我們重新啟動一個美好的人生後半場。

我和我的失智媽媽

照顧好失智家人，並照顧好自己

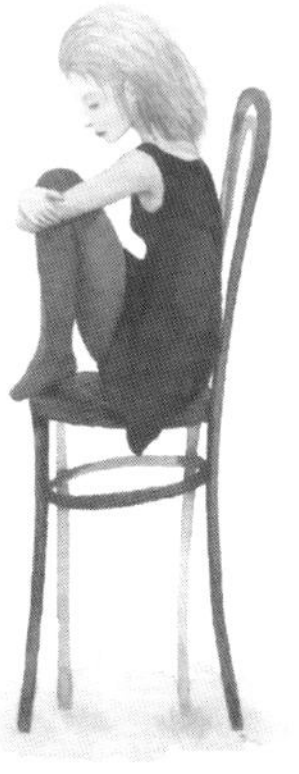

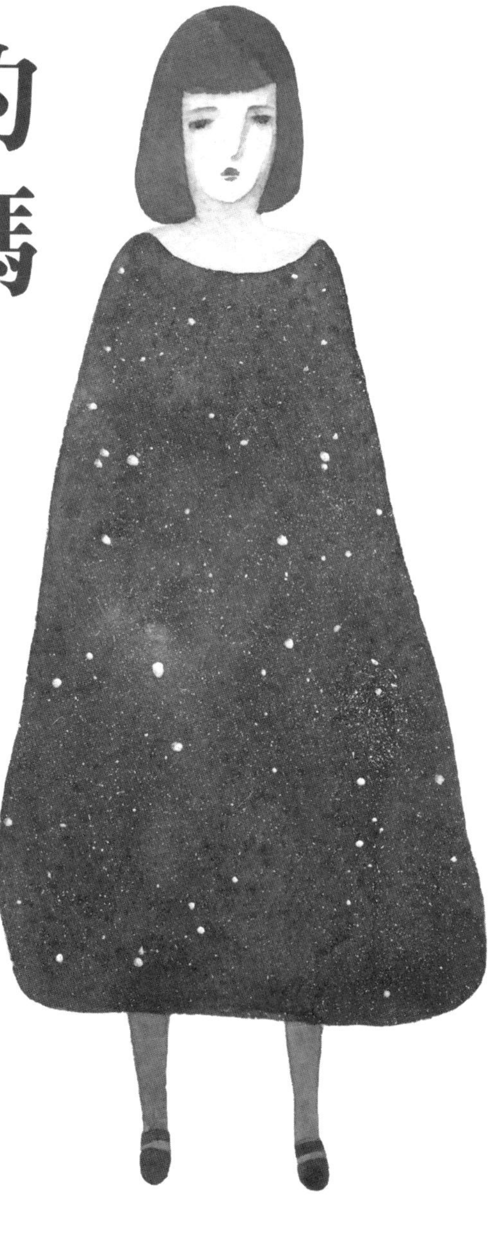

陸曉婭｜著

共鳴好評・感動回饋

含著眼淚一口氣讀完了這本書。我向所有的失智症家庭照顧者推薦這本書。面對日漸失能、失智的母親，曉婭老師沒有把照顧任務當作是一場「漫長的告別」，而當作是與母親重建全新的溝通模式、重建母女關係、撫平過去創傷的珍貴機會。

寫完這段文字，我就要給我的媽媽打電話。因為我和曉婭一樣，年幼時沒有和母親生活在一起，從身體到情感都沒有建立起母女間的親密和依戀。曉婭是母親得了失智症以後，才重建了那種親密和依戀，而我，我不想、也不能等到那一刻。

我要給媽媽看曉婭的書，並且告訴媽媽，我很愛很愛她，她是我心裡最美麗的媽媽。

——《聰明的照護者》主筆／洪立

它看起來像日記，讀起來像散文，但它更像是一本生動的失智症陪護教科書，字裡行間蘊涵著豐富的知識和經驗、方法與技巧，乃至智慧和啟迪。

——北京師範大學老年心理學教授／王大華

參與本書編輯工作的每個人，都落淚了，她們打電話給媽媽、休假回家看媽媽……而我還記得看到書的最後一句時，人到中年的我在辦公室痛快地哭了一場。作者是個強大的女性——母親、女兒，身為女性，我們可以很了不起！

——**本書簡體中文版編輯／外外**

【當當網讀者推薦】

・我的媽媽今年八十歲，閱讀這本書，給了我很多啟示和幫助：怎麼幫助媽媽預防和延緩衰老；怎麼陪伴與照顧老年人；怎麼透過與母親的溝通和交流，去圓滿母親和自己的生命等等。如此真實而細微地對各種狀況的面對與處理，每一個小點上都具有借鑑與學習的價值。

・上了些年紀的我，除了情感故事，感興趣的還有裡面分享的一些照顧失智症患者的實際操作。作者運用心理學知識觀察、分析、理解、陪伴媽媽，獨特的視角，使得她寫的這本書和別人不一樣。

推薦序／
這個故事，帶給照顧者溫暖與力量

文◎吳佳璇（精神科醫師‧失智父親的照顧者）

五年前，新北市衛生局舉辦一場失智論壇，邀我和與會夥伴分享日本社會如何因應失智老人走失。由於參與者都有豐富的照護經驗，討論十分熱烈。直到人群散去，一位身形清臞的女士才上前，問我有沒有照顧極重度失智者的推薦讀物。她因母親失智，十多年來參加過數不清的研討會，沒遇過專談極重度患者照護的講者，覺得很孤單。

還記得當時，家父確診阿茲海默症約兩年，我一心只想讓他安全地在自己熟悉的社區趴趴走，甚至不揣疏漏，翻譯了ＮＨＫ策劃出版的《失智失蹤——一萬個遊走失蹤家庭的衝擊》（天下生活出版），為自己增加知識，也為「失智友善社區」的理念略盡綿薄。

那位女士的話始終在我心底，儘管當時無法正面回答；直到看到陸曉婭女士所著的《我和我的失智媽媽——照顧好失智家人，並照顧好自己》，終於找到答案。

為何忘不了一位陌生女士的提問？

生活在快速高齡化社會，面對失智海嘯來襲，她的疑惑也是位於「海景第一排」的我關心的議題。

過去這些年，幸運得到極其用心的外籍看護幫助，不僅父親過得不錯，我也能在工作與照護間維持平衡。唯一無法改變的，是父親心智退化的趨勢，即使想逃避，也不得不思索：

已經判定重度身心障礙的父親，究竟在家，還是機構，才能得到最好的照顧？

時間回到二〇一五年初，作者陸曉婭和我面對相同的處境：她的母親八年前在北京大學第六附設醫院，確診阿茲海默症。

陸家三名子女，和來自農村的看護小楊阿姨，齊心讓老太太在長年生活的社區，過著有品質的生活。直到看護因自己母親的健康出狀況，必須還鄉，子女們也沒有信心及時找到另一位與母親和得來、又有豐富照顧經驗的看護，終於下定決心，捨過去幾年參觀過的養護機構，就近選定妹妹家對街新開的養老院，帶母親前往評估。

除了好看護難尋，作者更著眼於「媽媽現在已經基本上不認識人了，對環境也不那麼敏感了，同時又特別喜歡有人和她說話，我們覺得送她進安養院的時機到了」……真是字字說到我的心坎裡。

同為心理助人專業人員，作者和我都相信，有專業團隊做後盾的優良機構，能照

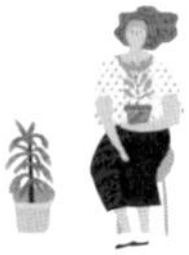

顧好長輩人生的最後一哩路，重點是如何與居家照護「無縫接軌」——作者建議，就算失智者難以理解，也要誠實告知；還要預留家人及原看護輪流去陪伴長輩的過渡期，降低分離焦慮，也讓新團隊速速認識老人家的習性。

我曾在診間遇過許多因失智照護重擔而身心俱疲的子女，不僅賠上自己的健康（還有工作），更常為照顧期間對長輩一時的情緒失控感到愧疚，覺得自己是個不合格的照顧者。

「曾經考慮過機構嗎？」我一定會找適當時機切入這個議題。

除了經濟考量，常見的回答包括：放不下；親族（多半是旁系）會說話；甚至包括當初答應過長輩，絕對不送安養院……

經過提醒，有些家庭重新評估各種資源，決定送機構照顧。不只一位求助者回饋：「不用和爸／媽二十四小時綁在一起，相處時間變短，品質反而變好」；還有人表示「外傭再好，不可能日夜無休。機構確實是為人子女工作與照顧，蠟燭兩頭燒之外的選項」。

選擇機構照護後，作者多了些餘裕，能更深刻省思，當失智者失去語言作為生命與生命的連結，仍能透過為母親按摩、牽著她的手和摟著身體，以身體與身體的接觸，感受母親的存在，且進一步在日復一日的陪伴中，找尋生命的意義。

對一歲半就與母親分離的作者來說，她以為母親因為子女的陪伴，感受到一生匱乏的愛，內心的創傷受到療癒，才能對其他老人釋出善意。正如存在主義心理治療大師維克多・弗蘭克（Viktor E. Frankl）所言，「人主要關心的並不在於獲得快樂和避免痛苦，而是要瞭解生命的意義」。

陸女士長達十二年的照顧馬拉松，在二〇一九年十一月下旬抵達終點。

如同作者母親的主治醫師于欣，也是我在墨爾本大學的學長提到：在照護這條路上，自己遇過形形色色的人，像陸女士這樣有心，把經歷寫出來，可以幫到他人的，卻是不多。

照顧後進如我，確實從書中平實真誠的文字，得到同理與撫慰。唯一可惜的是，

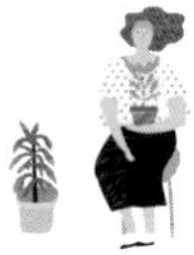

作者並未與讀者分享，當母親進食、吞嚥功能喪失後，子女們如何決定要不要放如鼻胃管之類的維生器材，或是放置後撤除的時機。

或許我不該太貪心，期待這個與母親告別的故事，像百科全書一樣，包羅重度失智後照護的各種面向。但我相信，陸家的故事，一定能為更多曾經或即將陪家人走到最後的讀者，帶來溫暖與力量。

序言／

當我媽媽的媽媽

我在六十歲生日那天，二度退休，
為了陪伴失智的母親。

人生中很多事情是不請自來的，你沒法提前想好怎麼對付，只有當它發生了，你才明白，在未來的日子裡，你的人生將不再按照你的預期前行。

比如，我就完全沒想到，我聰明、要強的老媽，居然會得失智症。我退休後不得不將很多時間、精力放到她身上，甚至要變成她的「媽媽」。

就像老媽不願意接受自己病了一樣，我也不願意接受老媽患了失智症這個事實，不

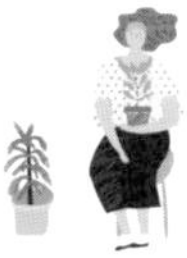

願意接受我不得不放棄一些自己想做的事情，而承擔起「為媽媽當媽媽」這個新的人生角色。

也許有人認為，照顧日漸衰老的父母，是天經地義，是做子女的本分，沒什麼好說的。可是對我來說，真的不太容易。

首先，家中有失智症患者的人都知道，照護這樣一個親人的壓力是多麼大。**據說，失智症家屬中憂鬱的比例高達百分之六十。**

其次，農耕時代的人為父母盡孝的時間，遠遠低於現在。在中國，一九五七年時，人民平均壽命是五十七歲，而現在北京、上海等大城市早已突破八十歲[1]，這意味著照顧父母的時間會大大延長。我的同齡朋友中，退休後就回家全天候照顧父母的不在少數，死在父母之前的也不是一個兩個了。

要是六、七十歲的子女本身已經身患疾病，力有未逮；或者雖然健康，還想繼續做

1【編註】在台灣，平均壽命亦呈現上升趨勢，從二〇一〇年的七十九・二歲，增至二〇二〇年的八十一・三歲（根據「一〇九年簡易生命表」資料）。

我和我的失智媽媽

照顧好失智家人，並照顧好自己

些自己喜歡的事，還想按自己喜歡的方式生活，比如「發揮餘熱」，恐怕難免內心的衝突。

要知道，農耕時代是大家庭，大家不是住在一起，就是生活在同一個社區，照顧父母往往並不需要放棄自己的生活方式。而現在大都市中都是核心家庭，光是往返距離，就帶來很高的時間成本。如果搬到父母家生活，或讓父母和自己生活，用空間換時間，就要努力協調兩代人不同的生活方式。

我看到過老人家在子女家中茫然無措，覺得自己就是個「累贅」；也看到過晚輩受不了長輩的「指手畫腳」而心生鬱悶。奉養、盡孝，這些意涵深重的詞一旦落到細節中，就有無數的衝突和挑戰，但在講究孝道的這個社會，它們卻很少被看到、被承認。

除了上面這幾個共同點，對我來說，給媽媽當媽媽還有一處特別不容易——我其實從小沒有得到多少母愛。

一來因為父母工作的原因，我一歲多就被送到外婆家，五歲左右開始一個人在北京上幼兒園、上小學，十五歲時獨自遠赴異鄉，等我歸來，父母再次出國工作。屈指算來，在父親去世、母親退休之前，我和父母生活在一起的日子寥寥可數。

另一方面，因為童年的心理創傷，我媽媽似乎喪失了很多愛的能力，雖然她從未打

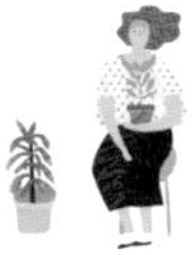

罵我們，但也很少讓我們感受到親切和溫暖的愛意。

現在，我這樣一個沒有感受過多少母愛的人，就要給患了失智症的媽媽當媽媽了。

從二〇〇七年帶她去醫院檢查記憶力，到二〇一九年十一月她離開這個世界，在漫長的十多年裡，聰明、要強的媽媽，慢慢地變成了一個不會走路、不會吃飯、不會說話的存在，最終身著絲絨旗袍，優雅地告別人世。

回望這段特別的生命歷程，我發現，支撐著我的是兩個因素：一是來自弟弟妹妹的體貼與共同努力；二是透過寫作，記錄給媽媽當媽媽的過程。寫作，一方面將我內心的糾結、焦慮、煩躁和委屈抒解開來；一方面幫我把對命運的無奈，轉化為對生命的觀察、覺察與省察，讓我在辛苦的陪伴中，看到了意義。

我並非從一發現媽媽生病就開始記錄陪伴她的過程，事實上，那時我還在報社上班，工作很忙碌。二〇〇八年我退休後，和「青春熱線」的志工杜爽開始公益創業，

我和我的失智媽媽

照顧好失智家人，並照顧好自己

又度過了忙碌而充實的五年。

二〇一三年，在我六十歲生日那天，我離開了自己創辦的公益機構「歌路營」，原因之一就是媽媽的失智症已經進入中期，我需要有更多的時間陪伴她。也就是從這個時候起，我才開始用寫作記錄陪伴她的過程。

二〇一五年一月，媽媽進入了安養院。在她生命最後的幾年中，我寫得也不太多，一方面因為她漸漸地失去了與我們、與這個世界互動的能力，一方面面對她，我也有太多的不忍、太多的無奈。

我也沒有用日記的形式記錄下所有的艱辛和瑣碎，只是在某些特別有感觸的時候才寫。因此，這不是一本「失智症陪伴照護全紀錄」，雖然我相信這些文字對失智症患者的家屬也會有一些幫助。

媽媽去世後，重新看自己寫下的這些文字，我忍不住又哭又笑。**看著一個鮮活的生命一步步走向「百年孤寂」，讓我無比憂傷；看到陪伴她的過程中，我們居然還能苦中作樂，也讓我再次感知生活從來不是只有一種顏色。**

媽媽所在的安養院有一位知名的醫學專家，也是失智症患者。有一天我和她聊天，我說：「我知道您是某某醫院的大教授。」老人家似乎突然清醒了，一揮手道：

「Gone with the wind!」

啊，gone with the wind，隨風而逝。多麼瀟灑的老人家！

現在，媽媽已經離去，她的生命真的gone with the wind了嗎？

窗外，微風掠過椰林，我好像聽到媽媽說「我在這裡」……

（二〇一九年十二月二十二日，於海南省文昌市）

目錄

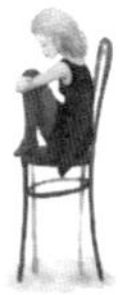

目錄

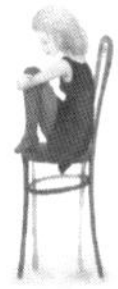

目錄

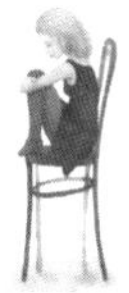

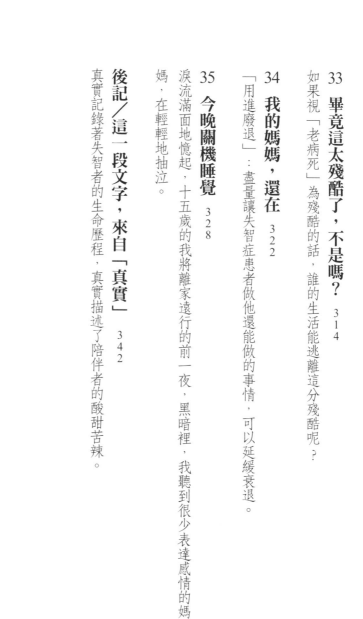

獻給媽媽

感謝您給了我生命，

懷念我們牽手走過的那些日子。

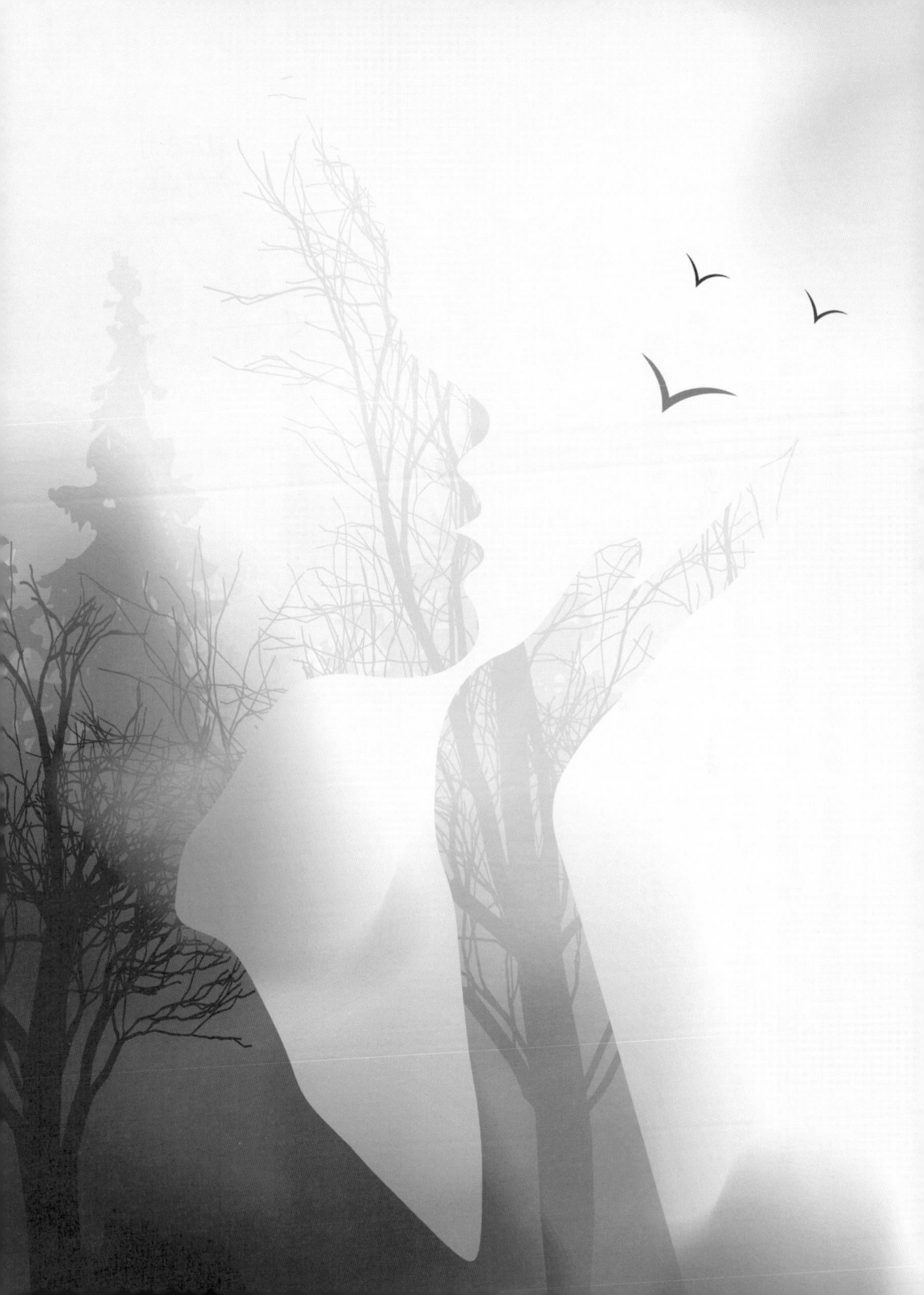

01

風，起於青蘋之末[2]

可能早在十年、二十年前，媽媽腦部的退化就開始了。

像所有失智症患者的家屬一樣，等我們感覺到事情不對勁時，老媽早已在病魔的偷襲下，失去了往日的優雅。

正忙於工作的我，有時一天裡會接到她好幾通電話，說的都是同一件事情：**家裡燒飯的鍋，鍋柄開始「殘疾」，因為她忘了關火；把鑰匙落在家中，她關上門就出去雲遊了；貌似坐在沙發上認真看報紙，仔細一看，卻發現原來那張報紙頭朝下……**

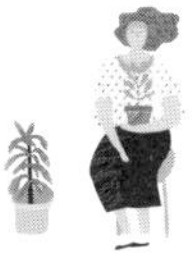

我們聰明、要強、獨立的老媽，漸漸地開始讓我們哭笑不得，繼而讓我們憂心忡忡。

唉，那是哪一年、是什麼時候，我們才發現事情不對勁了？

我已經記不太清了。唯一的時間點是二〇〇七年五月三十一日，因為在這一天的行事曆上，我寫下了「帶媽媽去北京大學第六醫院看病」。

在此之前至少兩三年，也或許像一些書上說的，早在十年、二十年前，可能她腦部的退化就開始了。

而二十年前，正是媽媽人生一個重要的轉折點。

一九八六年底，我父親在新華社巴黎分社社長任內檢查出肝腫瘤，同在分社工作的媽媽陪他回國治療。八個月後，父親的肝癌不治。

安葬了父親後，媽媽原本期待能重返巴黎工作，但是公司讓她辦了退休手續。

最初的幾年，媽媽和朋友一起編纂了一部《法漢大詞典》，還曾到一家基金會上過

2【編註】「青蘋」指青綠色的浮萍。原句出自《文選》，宋玉著〈風賦〉：「夫風生於地，起於青蘋之末。侵淫溪谷，盛怒於土囊之口。」作者藉此句微風漸增為強風之形容，比喻母親失智病況日趨嚴重。

幾天班，但她沒有在那裡找到感覺，覺得那裡「官太太多」。**此後，她不再工作，除了偶爾出去旅遊外，就是獨居家中。**

也許那時開始，她大腦中一場攻城掠地之戰已經悄悄地打響：那裡面正出現愈來愈多陰險的「類澱粉斑塊」（乙型類澱粉蛋白），原來靈動的「神經纖維纏結」（Tau蛋白）也不再翩然起舞，而是慢慢地糾纏在一起……

好在，受過教育的我們很快就明白**不是媽媽「老糊塗」了、不是媽媽故意給我們搗亂，而可能是病了，得了那個叫做什麼「阿茲海默症」的病。**

毫無疑問，要帶媽媽去看病。

但，帶媽媽去看病，是一項何等艱鉅的任務啊！

跟她說：「媽，你現在記憶力衰退得有點快，咱們去醫院看看吧！」

她有千萬個理由拒絕你。「誰說我記憶力不好？我記憶力好著呢！我去買菜，賣菜的都說我腦子快！」「胡說，我才沒病呢。我身體好著呢！」「我同學都說：『你的微積分，我們都比不上……』」

呵呵，的確，我這個要強的老媽有個很不錯的數理化腦袋。要不是考大學時看錯時間，提前交卷，她大概就是上海交大畢業的女工程師了。但是陰差陽錯，她竟然跟著我那文學青年出身的爹，進了《新華日報》，又進了新華社，成了一名處理國際新聞的記者和編輯。當然，她的聰明腦袋也讓她很快掌握了法語。當北非原法屬殖民地國家獨立後，要求新華社派駐記者時，我那學英語的爹只好屈尊附就，跟著她從大分社開羅到了摩洛哥，因為當時在那裡，只有我媽一個人能說法語。

可是，俱往矣。老媽，你現在不再是令同學羨慕的學霸，也不再是事業上的女強人。你就是一個大腦衰退得讓人擔心的老太太，你必須要去看病！

在若干次正經勸告無效後，我們只能另闢蹊徑：**既然你不承認自己的記憶力出了問題，我也就不說帶你看什麼病；既然你總是拒絕，我就不再徵求你的意見，直接掛好醫生的號；既然你不願意去醫院，我就說帶你出去玩玩……**

總之，我連哄帶騙地，居然就在那一天成功把她帶到北京大學醫學院精神衛生研究所。在那裡工作的「青春熱線」志工已幫我掛好了所長于欣的號，他是老年精神醫學的專家。

進了醫院的媽媽，竟然立刻就變「乖」了很多。她默默地坐在候診室等著看病，當醫生為她檢測記憶時，她也努力完成了「作業」。只是最後的結果讓她火冒三丈，她在走廊上大喊：「胡說八道！誰說我記憶不好。我的記憶力比你們都好！我沒有病！」

七十七歲的老媽，記憶力已經在同齡人的最低數值。毫無疑問，她得了病，這個病正在讓她的記憶力和認知能力日漸退化。

于大夫誠懇地說，現在沒有更好的辦法治療，除了吃藥有助於延緩疾病進程外，最重要的就是增加人際互動。

「人際互動」是對這個病最有效的防治方法！

于大夫一連說了好幾遍。其實我早就明白，媽媽得病，多少和她缺乏與人互動有關。但偏偏她就是一個愛獨來獨往的人。

樓下的小花園，是許多退休老人聚集的地方，也是老媽外出的必經之路。但她從那裡路過時，眼睛彷彿長在腦門上，對那些坐著聊天的老人幾乎視而不見。好在我家在這個大院[3]住了幾十年，總會有些熟人，比如我的幼兒園老師，這時媽媽才能停下來聊上幾句。最開始，還有幾個老同事邀她每週打一次麻將，但隨著老同事要麼進了安養院、要麼「走」了，麻將小組也自行解散了。

三個孩子，彼時還都有自己的工作。但從父親去世後，我們只要在北京，每週都會回家看老媽，我和妹妹也經常接媽媽到自己家裡小住。

在退休後的日子裡，老媽每天的生活還算規律，除了買菜、做飯、散步、澆花外，就是在家看報紙。做了一輩子新聞工作，看報紙、透過報紙瞭解國內外大事，已經成為她生活的一部分。

我曾勸她養隻貓或狗，因為心理學上有所謂的「寵物療法」（pet therapy）。對於很多老人來說，寵物有效地改善了他們的心理健康狀況，幫助他們建立了新的社會連結。但我的老媽說：「我們編輯部的人都不養狗。」——哦，原來養貓養狗會讓她覺得自己不再是一個知識分子、一個專業人士。我想，那是她需要保持的一種身分，即便是在退休以後，她也要維持這樣一種身分，那是她的生命價值所在。

醫生希望她能經常去做複檢，以瞭解病情的進展情況。奈何老媽堅決不從。雖然她腦

3【編註】「大院」是二十世紀五〇年代在北京逐漸形成的一種新型態社區。當時為安置大量機關、部隊和學校的工作人員及家屬，在北京城外建起了一個個自成一體、相對封閉的「大院」。每個大院都是一個功能齊全的小社會，裡面住著數百數千的家庭，出現了與老北京「胡同文化」不同的「大院文化」。本書作者的母親，就住在這樣的大院裡。

子開始糊塗，但一說起去醫院，她就明白得很。**我們說服不了她，又不能綁架她，只好更常回家陪伴她，督促她吃藥，陪伴她外出，讓她有機會透過接觸外界，獲得新的刺激。**

紫竹院的荷花開了，我們帶老媽去嗅早春的氣息；玉淵潭的櫻花開了，我們假裝去日本賞櫻；景山公園遍山都是中老年人的合唱團，咱們也去看熱鬧，看看她是否也能張開嘴；過年了，咱們一起到城鄉貿易中心買件新衣；家周邊的街道，我每次帶著老媽散步都走不同的路……

現在回過頭來想，**陪已經被失智症侵襲的老媽，不僅需要我們付出時間，還特別需要我們付出心力、需要我們具有創造性。**我買了塗色的畫本，讓她跟著我塗色；我和她下她喜歡的跳棋；她數學好，我就買了數獨想讓她做；我用iPad上的應用軟體教她畫畫；我逗她回憶生活中的經歷；我還假裝幫她寫信給朋友。甚至，甚至我還帶她去看了初戀男友！

他們是年輕時認識的，後來媽媽南下，伯伯則留在上海工作，不知怎的就失去了聯繫；待到再次見面，已經是三十多年後。見面那天，伯伯曾對我媽媽說：「這些年你是出國、出國、再出國，我是飄零、飄零、再飄零。」原來，這個很有才華的人，十多年間一直辛苦顛簸，後來才調到學術機構，在北京安了家。

我還記得那天帶媽媽去看這個伯伯，下了公車，天已經有點黑了。我打電話給伯伯，他到大門口來接我們。昏黃的路燈下，老人佝僂著身子走了出來，他看到媽媽，一把拉住了她的手。看到兩個老人手牽手蹣跚地走在我的前面，我心酸不已，也感動不已。

我猜那天伯伯也相當被觸動吧，我那聰明、要強的老媽，已然失去了和他對話的能力……

（補寫於二〇二〇年一月二十七日）

【照顧失智家人】

1 父母不喜與人往來，子女可更常回家陪伴，督促吃藥，陪伴外出，讓他們有機會透過接觸外界，獲得新的刺激。人際互動是防治失智最有效的方法。

2 陪伴失智者，不僅需要我們付出時間與心力，更需要具有創造性，變出不同的花樣互動，比如一起畫圖、下棋、找朋友。

02

回程，誰來接？

如果全天候地全職照顧老媽，
長期下來，我還有可能重新融入社會嗎？

確信媽媽患了失智症之時，我也快到退休年齡了。
退休後，是成為媽媽全職／全天候的照顧者？還是兼顧照顧媽媽和做自己原本計劃要去做的事情？我內心很掙扎。
有時這種掙扎會在夢境中出現：有一次，我夢見和一些人旅行，即將踏上回程（毫無疑問，「回程」象徵著我退休後的人生）。有人通知說，回程將不安排人接送，需要到站後自己解決。於是我開始焦慮，因為我帶著老媽，還帶了很多的行李，不知道到站後，我一個人該怎麼辦……

其實，我身邊不乏孝順父母的好榜樣。我的一位好友是個非常優秀的中學教師，曾經告訴我很多生動的教育故事。我本想在她退休之後，幫她把這些故事整理出來，讓她的教育理念和教育方法可以得到傳承。但她選擇先全力照顧老媽，而且和她當老師時一樣奮不顧身，顧不上自己，也顧不上自己的家庭。在為老媽送終後，她就檢查出癌症，什麼都沒來得及做，也沒能看到自己的外孫女出生就撒手人寰了。

坦白說，我擔心自己也會走到這一步。有些失智症患者的病程可以長達十幾年，比如美國前總統雷根，是一九九四年向公眾宣布他患了「阿茲海默症」的，直到二〇〇四年才去世。

我想，如果為了照顧老媽，我現在就退出社會生活，大概以後就很難重新融入了。我擔心，在漫長、艱辛的陪伴路上，我的視野會受限，我的能力會衰退，我的社會關係也會漸漸失去連結……

在完成了身為女兒的使命後，我會不會變成一個無聊、無趣、無能的「三無」老太太呢？

我早就期盼著退休，因為我已經準備好和朋友在公益領域創業——我知道我仍然具有工作的熱忱和能力，仍然渴望發揮自己的創造性，讓這個世界變得更好。

但如果全職／全天候照顧媽媽，我的一部分生命潛能就沒有機會發揮了。為此，我大概很難不產生一些負面情緒。帶著這些負面情緒，我能照顧好媽媽嗎？

何況，二〇〇八年也是女兒考大學的一年，我也要給予她更多助力和陪伴。

好吧，在現代社會裡，對「孝道」是不是也該有新的詮釋？畢竟社會已經有很多變化，很多家務勞動已經社會化了，還有了專業化程度很高的安養院……就讓我試著走一條兼顧之路吧。畢竟**照護者的身心健康也直接關乎照護的品質，如果我先憂鬱了，恐怕也照顧不好媽媽。**

好在，現在媽媽的病還在早期，生活上尚能自理。她的樓下就是小吃店，不想做飯了，她就坐電梯下樓去買飯。老媽還有個計時清潔人員，每週會過來幫她洗衣和收拾房間。

而最為難得的保障，是我們姊弟妹三個人相互支持、同心協力，沒有一個人不拿媽媽當回事。

住得最近的弟弟，開始負責幫媽媽叫瓦斯，繳水電費、電話費，修理一切壞了的物件，還每週買好蔬菜、水果送到家裡，甚至燉好雞湯給她帶過去。

我做醫生的弟媳婦，則是我媽媽免費的家庭醫生兼醫療事務總管：她每週都會為媽媽拿藥，週末到媽媽家為她「擺藥」——把一週要吃的藥分好，裝入分天的藥盒。碰到看病、體檢之類的事情，少不了她親自出馬，然後會認真分析各種檢查結果。可以說，老媽的身體狀況，盡在她的掌握之中。

我妹妹是家中最小的孩子，也是我們姊弟妹三個人當中，唯一在媽媽身邊長大的，因此跟媽媽的互動也最親、最無顧忌。

在我們發現媽媽已經不會用熱水器，經常是燒一壺水提到廁所「擦澡」後，妹妹和我開始每週幫媽媽洗澡。

要知道，洗澡對於常人來說沒什麼難的，但對已經很難理解洗澡程序的老媽來說，用蓮蓬頭中的熱水沖去腦袋上的洗髮精，那無異於一場恐怖襲擊啊，所以她會特別害怕。幫她洗澡的人還要防著不讓洗髮精迷了她的眼，或者水沖進了耳朵。而我妹妹就有能力連說帶笑、連哄帶勸、連拖帶拉地幫助老媽完成整套洗澡程序，「香噴噴」地成為「出水芙蓉」，再穿上乾淨的衣服。

妹妹的說說笑笑，可說是一味非常獨特的藥，可以軟化老媽，讓她身體和心理都舒坦。這個獨門祕笈，是我和弟弟都沒有的。

在發現老媽「丟」了存摺之後，天降大任於我也——我成了老媽的財務總管。

我們先去銀行掛失了存摺，然後辦了新的存摺和提款卡。

每個月，我從戶頭裡為她取出一定的現金，作為日常開銷。剛開始是一個月一次，後來我發現，老媽總是會把錢藏起來，大概是覺得藏起來才最安全，結果卻是忘了放在哪兒了。於是她就打電話給我，「給我送點錢來，我沒錢了！」

在我忙於工作之時，我肯定無法一下子就把錢送到。這怎麼辦？好辦！

我改為每週給她一次零用錢，且都是事先換好的零錢。一大把零錢遞過去，她一定覺得錢很多，自己手頭很「富有」，這樣還能防止她拿著百元大鈔出去買東西，卻忘記拿找的錢。

我還把一些備用的零錢放在某個隱蔽之處，一旦老媽打電話要錢，我就告訴她，

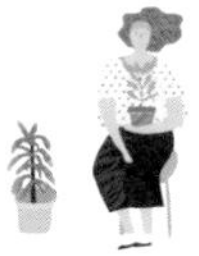

「你上那兒找找看！」

有了弟弟妹妹們的共同努力，我在退休之後，實現了自己在體制內未曾實現的夢想：和「青春熱線」的資深志工杜爽一起，創辦了一個公益機構「北京歌路營」，協助弱勢兒童。

創業自然是忙碌的。好在我從很年輕的時候就學會了時間管理，很善於統籌和優化自己的工作和生活安排。

現在翻看那些年的行事曆，我發現除了工作外，「媽媽」絕對是個頻繁出現的詞，不是「看媽媽」、「和媽媽去公園」，就是「接媽媽」、「送媽媽」——在那段時間裡，我經常接媽媽到自己家裡住。我先生的工作不用進公司，我出去工作時，家中有人和媽媽在一起，總是放心一些。

我住的地方離媽媽家不近，坐公車單程要一個半小時。我聽說有人把父母的房子賣了，在自己住的區域另租房子讓父母住。這種「一碗湯」的距離（端一碗熱湯過去不會涼），據說是親子間的最佳距離，既便於照顧，又保留各自的生活空間。

我覺得自己這一區的環境不錯，是不是也在附近租個兩房的屋子，把媽媽和比媽媽還要年長七歲的公公一起接過來，請看護照料他們呢？

我甚至還去房仲公司打聽了一下，但想想覺得太過複雜。隨著老人身體狀況的衰退，我們肯定得請兩個看護，協調兩個看護還不讓我頭疼死？弟弟妹妹也反對，因為這樣老媽離他們遠了，照顧起來更加不方便。

媽媽到我家小住，對她、對我們都不容易。這也不奇怪，某些正常人還會換了床就睡不著呢。醫學上把這種「認床」現象，叫做「第一晚效應」（First-Night Effect）。

老媽倒是沒有「第一晚效應」。不過**對於失智症患者來說，在一個全新的環境中，實在是挑戰多多：廁所在哪裡？哪條毛巾是自己的？可以用哪個水杯喝水？早上幾點起床？白天沒事的時候要做什麼？想出去怎麼辦？這一切，她內心肯定焦慮，但無法說出來。**

而家裡的人呢，也得面對她因為失去認知能力而造成的種種麻煩：她會用我先生的牙刷刷牙，拿我的毛巾擦臉，用我女兒的杯子喝水。鑑於媽媽超強的自尊心，當認知障礙發生時，我們不能說「你拿錯了」，只能另外想辦法，比如女兒把自己的水杯放到高處，這樣就不會被外婆拿到了。

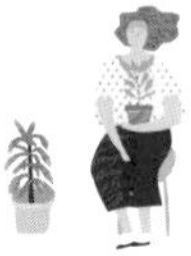

碰到這些「麻煩事」，不煩躁、不抱怨並不容易。從認知上講，不把這些事情當成「錯誤」，而是接納她的失能，才能夠不心煩、不抱怨。

不過，除了認知問題，親子關係的品質也直接影響著互動。

由於我從一歲零九個月就離開了媽媽，媽媽有很長時間在國外工作，她又是那種很少對孩子表達愛和鼓勵的人，因此我和媽媽的人生之路，原本是一種弱連結——我們的關係並不親密，特別是在情感上和精神上。

現在，當媽媽患了失智症，我知道這種弱連結需要改變，但我並不想完全犧牲自己，讓媽媽自己的人生之路完全覆蓋、淹沒掉我的一段人生之路。我們是兩代人，也是兩個人，我們彼此連結，但也有各自的人生使命。

最重要的，是如何改善我們彼此連結的品質，在媽媽人生之路的最後一段，能讓她感覺到被愛；在她的人生之路中斷之後，我既不會為自己的路沒有與她並行而後悔，也不會為自己的路完全被吞噬而委屈——**我在照顧她的同時，也努力活出了自己有品質的晚年。**

二〇一三年，在我六十歲生日那天，我對公益機構的年輕同事說：「拜拜了，我要第二次退休了！」

選擇第二次退休，是因為老媽的病已經進入中期，真的需要我投入更多的時間和精力了。我開始了一段和她更緊密連結的人生之路，這也讓我有時間寫了後面的許多文字，記錄下她生命最後一段的下坡路——這是一條平緩而漫長的下坡路，但仍然有著種種意想不到的風景。

好吧，先不管我的回程有沒有人接。讓我在媽媽的回程中，與她一路相伴吧。

（補寫於二〇二〇年一月三十日）

【照顧失智家人】

1 理解他們的焦慮：失智者在一個全新環境中，實在是挑戰多多：廁所在哪裡？哪條毛巾是自己的？可以用哪個水杯喝水？早上幾點起床？白天沒事時要做什麼？想出去怎麼辦？……這一切，他們內心焦慮，但說不出口。

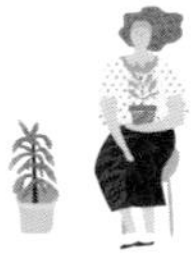

2照顧他們的尊嚴：當失智者發生認知障礙，比如拿錯杯子，不說「你拿錯了」，而是另外想辦法，例如把自己的杯子放到他們拿不到的地方。不把這些事情當成錯誤，而是接納他們的失能，我們才能夠不心煩、不抱怨。

【照顧自己】

照護者的身心健康，也直接關乎照護的品質。

03

想個理由，找居家看護

怎樣才能減少媽媽生活中的危險因子，
讓她得到更好的照顧？

二〇〇八年，女兒考上北京師範大學後，寫的第一篇論文就是關於阿茲海默症的。周圍的朋友知道我媽的情況後，常會發給我一些消息，比如某種東西或藥物有療效等等。看了若干的文章和書籍後，我們心裡都很清楚，這個病是不可逆的，藥物和良好的照護，只能減緩病程，但絕無可能「治癒」病人。

媽媽的病情在一天天發展著。

妹妹不只一次接到隔壁鄰居的電話，「你媽又把東西燒糊啦，這太讓人擔心啦，著火怎麼辦？」我回到家中，發現大門洞開，老媽卻不在家中；我們帶去的水果，她會藏在衣櫃裡，直到爛掉……

弟弟妹妹和我三人「開會」，覺得老媽已經到了必須有人全天候陪伴的階段。讓她住到子女家裡，那幾乎不可能；而我們也難以放棄自己的家人和工作，全天候地陪著她。

可以選擇的方案，就剩下進安養院和找居家看護了。

妹妹曾經帶著媽媽去參觀安養院，在那裡竟然碰到了好些媽媽認識的人，比如媽媽在國外工作時認識的外交部官員、以前的老同事和老朋友。但是當妹妹問媽媽，「有這麼多熟人，你願不願意也住到這兒啊？」老媽斬釘截鐵地回答，「我才不呢！」

我們也多次找機會和媽媽提起找看護的事情。心情好的時候，她會說：「我這兒也沒什麼事情好做，幹麼讓不認識的人在我面前晃來晃去的。」心情不好的時候，她會說我們不想管她了，甚至摔了電話。

我和我的失智媽媽

照顧好失智家人，並照顧好自己

怎樣才能減少媽媽生活中的危險因子，讓她得到更好的照顧呢？在黔驢技窮前，我妹妹想出一招。她說，不如過年後，請老家的小阿姨來北京玩，然後我們找個看護，就說小阿姨來了，需要有人做飯。過一兩個月，小阿姨走了，看護留下，老媽大概也習慣了。

我和弟弟都覺得這個主意值得一試。妹妹看我們心動，就對我說：「你是老大，你來打電話給小阿姨吧！」

嗯，雖然我這個老大並非特別有主意，但該承擔就承擔吧。

不過，在實行「小阿姨來北京」之策前，我寫了一封信給老媽，可能我內心深處還是希望能得到媽媽更多的理解和諒解吧。信是這麼寫的：

親愛的老媽：

接到這封信，你可能覺得有點奇怪，其實寫封信跟你說說心裡話，我已經想了很長時間了。今天看完龍應台和她兒子寫的書，覺得寫信可能是個好方法，能把當面不太容易說的話說出來。我也很希望你能保留這封信，透過這封信知道我們對你的愛、對你的關心。

這些天我和弟弟妹妹一直都很不平靜，早上我會醒得很早，醒來就會想到你。我擔心你忘記吃藥或者多吃藥，我擔心你把鑰匙忘在家裡出去進不來，我更擔心你煮東西忘了關火……

我知道你看到這裡已經煩了：我好好的，你擔心什麼？誰說我會忘記，我腦子好著呢

——你總是這樣說。

當你這樣說的時候，我能感覺到你生氣了，你覺得我們在說你不好、在挑剔你。我想告訴你，媽媽，不是這樣！當我們這樣說的時候，我們不是在說你不好、不行，而僅僅是出於關心！

你小的時候在家裡受了很多委屈，被父母不公平地對待過。所以你一輩子都要強，要證明自己是好的，不比任何人差。人在小時候受到情感傷害，就會變得敏感，不太容易分清楚什麼是別人對你的貶低、什麼是別人對你的關心。

在這個世界上，我想我們姊弟三人是你最親的人，也是最關心你的人。我們知道我們有個聰明的媽媽、要強的媽媽。可是再聰明、再要強的媽媽，也會衰老，也會因衰老而產生身體的衰退，包括記憶力的衰退。我們都願意幫助媽媽一起來面對這些因為年老而產生的問題，但前提是，媽媽能夠接受自己在衰老、在衰退這樣一個現實。當媽媽不願意接受這個現實的時候，我們就不可能一起使勁，甚至我們出於關心進行的提醒，還讓你覺得我們討厭。

媽媽，請你分清楚吧，我們不是你的父母，也不站在他們那一邊非得要貶低你。我們是因為愛、因為關心，才時時提醒你。請千萬不要把我們的關心當作對你的批評，然後就向我們發脾氣吧！

我和我的失智媽媽

照顧好失智家人，並照顧好自己

你是一個從小受過傷害的孩子，你知道父母的傷害是什麼滋味。我想你對自己的家庭沒有太多的感情，也和這些傷害有關係。可是你知道嗎？你的孩子也是會受到傷害的。我們姊弟三人，還有賢慧而能幹的弟媳，憑自己的努力立足社會，在外面受人尊敬。可是我們幾乎都沒有得到過你的欣賞和肯定。我們在繁忙的工作之餘，為你買菜、送飯、取藥、洗澡、買衣服、陪你散步，可是你脾氣一來就罵我們。你罵我們讓我們傷心難過極了。你知道，人傷了心，就會躲得遠遠的，就不願意回家。我想這一定不是你希望的！

媽媽，我們都特別希望踏進這個家門的時候，我們的心裡是暖暖的，媽媽的眼光是慈愛的。如果哪些地方我們做得不好，你可以告訴我們說「我希望你們……」，而不是罵我們不管你，因為那樣說對我們是不公平的。你希望自己的父母能公平地對待自己，我們也同樣希望啊！如果我們彼此都能感受到對方是愛自己的，這個家該是多麼不同啊！

媽媽，這些日子我常常會問你過去人生中的故事，知道你有很多的路走得不容易。你很獨立，也很堅強，還非常能幹。爸爸去世後，你一直一個人生活，到現在快八十歲了，還能基本自理。這都很了不起！不過，我想你也需要考慮一下下一步該怎麼辦了，因為你一個人的生活正在變得愈來愈危險、愈來愈容易出事。

我相信媽媽還願意在這個世界上好好地活些年。那我們是不是為了這個目標，做些改變呢？我和先生，都願意你到我們家來生活。如果你覺得我這裡沒有熟人、不習慣，你更願意住在自己家裡，我們就請一個人，你出去的時候有人陪著，晚上身邊也有人。如果你嫌家裡沒事，可以讓她出去半天，到其他人家幫忙，做做計時清潔工作。

我相信媽媽也是心疼兒女的。我今年五十六歲了，心律過早搏動，血脂偏高；弟弟經常出差，血壓也高；弟媳不僅工作忙，父母也都八十多了，需要她更多的照顧；妹妹忙起來昏天黑地，她最近常常生病，也是抵抗力下降造成的。如果你身邊有一個人，也會分擔我們很多的壓力。如果回到家中，我們有現成的飯吃，可以有乾淨的床睡，我想我和妹妹都會願意更常回來陪你的。

媽媽，如果哪些話你看了心裡不舒服，請你原諒。我真的很希望能和你親密一些，就像我和女兒一樣！我也特別希望，你能讓弟弟妹妹們知道，你是愛他們的、心疼他們的。你知道一個孩子不管多麼有成就，他最盼望的還是能得到媽媽的愛啊！

最後，媽媽，謝謝你幫助我疊衣服，也謝謝你在我們走時，囑咐我們「慢點開」，那個時候我都感到好溫暖！還有，昨天我打電話給你，和你說我們去聯合國兒童基金會，你問我「談得怎麼樣」，我一下子就體會到了媽媽的關心。我以後也會多和你說說我的工作和生活。

二〇〇九年二月八日

我和我的失智媽媽

照顧好失智家人，並照顧好自己

這封信我是寄給媽媽的。等我回家的時候，我看信封剪開了，放在媽媽的床邊。我很想問問她看了有什麼想法，卻一時不知道怎麼開口。

過了幾天，我接媽媽回家。幫她洗澡的時候，我覺得比較放鬆，就問她，「媽媽，我寫的信，你看了嗎？」

她面無表情地說：「是嗎？可能我還沒有收到吧。」

我說：「你肯定收到了。我看到信封剪開了，放在你的枕頭邊。」

「是嗎？我不知道你的信啊。」媽媽說。

我一邊替她擦背、一邊說：「我們很擔心你，想找個看護陪你住。」

老媽一聲不吭。

嗯，不管怎麼說，這回她沒發脾氣，也沒說「不」。也許那封信對她有點觸動？

●●

我打電話給小阿姨，她幾乎沒有猶豫就答應來北京。

媽媽的老家在江南，兄弟姊妹九個，幾個大的因上學、入伍都陸續離開了家鄉，剩下最小的三個留在了家鄉。但媽媽那個大家族有相互支持的傳統，在我父親患病之

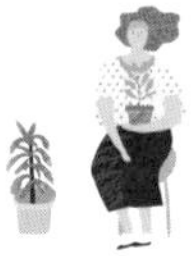

時，我的外婆和舅媽都來北京幫過我們，現在最小的九阿姨又要來幫我們了。

我們整理出一個房間讓小阿姨住，同時開始悄悄地找看護。想來想去，覺得要找個年齡大些的，太年輕了怕接受不了這樣一個失智老人。還得找個南方人，否則北方人做的飯，老媽吃不慣。

看護找到了，我們讓她低調地來家裡幫忙。

我們並沒有刻意強調找看護是為了照顧老媽，而是跟老媽說，小阿姨來北京，你不能讓小阿姨餓著。但要是你每天負責做飯，就太辛苦了，所以「她」（指看護）來幫你的忙，幫你去買買菜、做做飯，你和小阿姨有什麼事就交給她。

就這麼稀裡糊塗地，老媽居然接受了，沒把人家趕出門去。而且在小阿姨回去後，老媽也沒覺得看護多餘，可能是已經習慣了吧。甚至在院子裡散步時，她還勸別的老人，「你也得找個看護了！」呵呵，這是多麼令我們欣慰的變化啊！

不過，找一個讓我們放心的、人家又願意照顧我媽的看護並不容易。在換了三個看護之後，總算找到了一個合適的。這個看護小楊阿姨快五十歲了，丈夫已經去世，有個在高中讀書、要考大學的女兒，她需要為女兒、也為自己的晚年存些錢。身為南方人，她能燒出我媽媽喜歡吃的菜，也有耐心陪著我媽說話，一天兩趟帶老太太下樓散步。

有了這個居家看護，媽媽不用再自己開伙，出門也有人陪在身邊，可以說她不再是

個「危險人物」，至少她後來再也沒有「失蹤」過。每每看到網路上有人尋找走失的老人，我們都很慶幸媽媽最終接受了看護。

當然，我的工作又多了一項：每次回家除了陪老媽，也要陪看護聊天——畢竟，她天天和這樣一個頭腦一天比一天糊塗的老太太在一起，也需要不時地訴訴苦，不僅是照顧老媽的不易，還有女兒考大學的問題。

總而言之，我就當免費為她做心理輔導——學了這麼多年的心理諮商，我也算用己所長吧。

（補寫於二〇二〇年一月三十一日）

【照顧失智家人】

考慮找看護時：不刻意強調是為了照顧失智者，可以說，找人來幫他們忙，比如買菜、做飯、跑腿之類的。有個居家看護，他們不用再自己開伙（以免忘了關火），出門時，有人陪在身邊（避免走失風險）。

04

老媽如何計量她的幸福

聽她講出莫名其妙的話，我心裡覺得好笑或委屈，
但我不再和她當真，也不會取笑她。

我想「世界」在每個人心中肯定是不一樣的。隨著生命的變化，世界的尺寸也會有變化。比如隨著旅行，我心中的世界正在愈變愈大，我掛念所有那些我去過的地方發生了什麼。

而老媽的世界，卻隨著病情的發展變得愈來愈小——即便她手裡拿著報紙，即便她面對電視裡不斷翻新的節目，她已然無法記住也無法處理這些新鮮的資訊了，新近發

生的事情對她都是所謂的「過眼雲煙」。

世界上發生的事情，常常是人們交流時的素材。但因為老媽的世界已然變得很小，和別人在一起的時候，這些外部資訊就無法引起她的興趣了。

不知道是不是與此有關，老媽愈來愈不主動說話。不過，我發現，**在帶她出去散步時，她倒是話多一些。或許散步讓她情緒更加放鬆，也或許散步仍然是與外界的接觸，讓她能得到一些刺激。**

散步時，老媽的話特別有意思，用年輕人的話來說，就是不停地「穿越」：明明走在北京的馬路上，她偏指著路旁的大樓說：「我小時候在那後面做功課。」剛才她還說自己在解放區呢，一轉眼又到了巴黎，還非說自己的衣服是巴黎買的，一筆勾銷了我們的孝心（這幾年，她所有的衣服都是我們幫她買的）。

雖然聽到這話，我心裡會覺得好笑或者委屈，但我不再和她當真，也不會取笑她，**就當陪著她一起玩時空穿越吧——既然失智症患者記不住剛剛發生的事情，卻能記住過去的事情，時空穿越大概對老媽繼續用腦還是有好處的吧！**

儘管老媽顛三倒四，但我還是很想瞭解她的內心，想知道她對自己的人生是怎麼看的。我還妄想著能發掘出一些遙遠的故事來，希望那些曾讓她感動或愉悅的故事，能讓她的心變得柔軟、溫暖——我不希望在她人生落幕的時候，感覺到自己曾經生活過的世界是冰冷的、沒有愛的。

和很多人一樣，老媽的童年也有著心理創傷。在家裡九個孩子中，她排行老三，得到的父母關愛比較少。她一輩子要強，就是想證明自己不比別人差。雖然和許多同輩人相比，她的一生還算順遂，三個子女都很自立，不需要、也沒想過要啃老，且三天兩頭地回來看她、陪她，讓院子裡許多老人羨慕不已。但她內心深處覺得幸福嗎？她對自己的一生是如何評價的呢？

今天和老媽散步時，忽然冒出一個念頭，用我在敘事治療中學到的方法和老媽談談心吧。於是，有了這樣一段對話：

我：老媽，如果用數字來代表你的人生，零是極端的不幸，一百是非常幸福，你會給自己的一生打多少分？

媽：八、九十分吧。

（坦白說，我嚇了一跳，因為老媽很少表達滿足與滿意，對周圍的人和事表達不滿倒是比較多，所以我以為她一定覺得這輩子很不幸福。）

我：哇，這分數不低啊！你覺得能讓你給自己八、九十分的是什麼呢？

媽：我數理化好，別人都羨慕我。

我：哦，你數理化好，被別人羨慕。還有嗎？

媽：我外語好。

我：你是說法語吧？

媽：我小時候在教會學校學英語，後來進了外交學院學法語，我也比別人學得好。

我：數理化和法語，兩條了。還有嗎？

媽：想不起來了。

（老媽一直沒有提到家人，難道家人和她的幸福沒有關係嗎？我決定試探一下。）

我：那我們幾個孩子出生，你覺得是給你帶來幸福，還是讓你感到麻煩？

媽：那，那也沒怎麼覺得。

我：沒覺得什麼？

媽：沒覺得麻煩。有外婆呢，那時我在北京，沒法管你們。

（不知道為什麼，我沒有再盯著問她孩子是否讓她感到幸福。也許是我害怕她說沒有

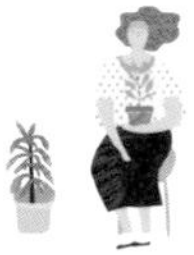

吧，因為我們幾乎從來沒見她流露過此類的情感。）

我：那丟的一、二十分是什麼呢？

媽：是我們家兄弟姊妹間的不公平。

我：這不公平對你的影響是什麼？

媽：我就早早地離開家，不跟他們在一起。

呵呵，小時候的委屈成了老媽永遠的痛，為此，她一輩子都耿耿於懷，儘管我們出生後，為了讓媽媽能夠全力以赴地學習和工作，外婆曾承擔起照顧我和弟弟的責任。我小時候曾在外婆家生活了三年左右，而弟弟出生在外婆家，直到七歲上小學才回到北京。可以說，外婆用這種方式給了老媽很大的支持。

聽了老媽給出的幸福分數，我心裡喜憂參半。高興的是，她能給自己的一生打這麼高的分，應該還不錯吧，至少她沒有覺得一生白過。但她的幸福兩條也讓我為她感覺到有點遺憾，因為親情、愛情和友情都沒有出現。給她的幸福加分的，是智力（透過他人評價）和所參與的、做出的事情，而減分的是關係。

想到心理學家阿德勒曾說，追求優越感並非克服自卑的正道，消除自卑的唯一健康途徑是培養社會情感。而老媽，其實走的是前一條路，這也許是她雖然給自己打出了高分，但在日常生活中卻很少表現出快樂的原因吧？

現在，老媽已經快八十二歲了，隨著病情的發展會愈來愈難以溝通。**我們做些什麼，才能提高一點點她的幸福感呢？聽聽她說過去的故事？讓她訴說訴說自己的委屈？接納她，而不是批評她？**

我不知道自己能做到多少，也不知道做到了是否管用——在她那顆我們無法窺見正在發生什麼的大腦中，殘留在杏仁核上的創傷記憶，還能夠重新建構嗎？

（初稿於二〇一二年三月十七日）

【照顧失智家人】

1 散步有助於使情緒放鬆，並且與外界接觸，讓失智者多得到一些刺激。

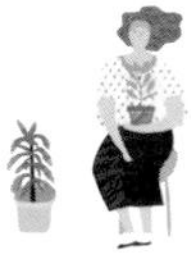

2當失智者記不住剛剛才發生的事，卻能記住過去的事，就當陪著他們一起玩「時空穿越」吧。無論如何，這樣繼續用腦，還是有好處的。

3試著思考我們做些什麼，才能提高一點點他們的幸福感呢？比如：聽聽他們說過去的故事；讓他們說說自己的委屈；接納，而不是批評……

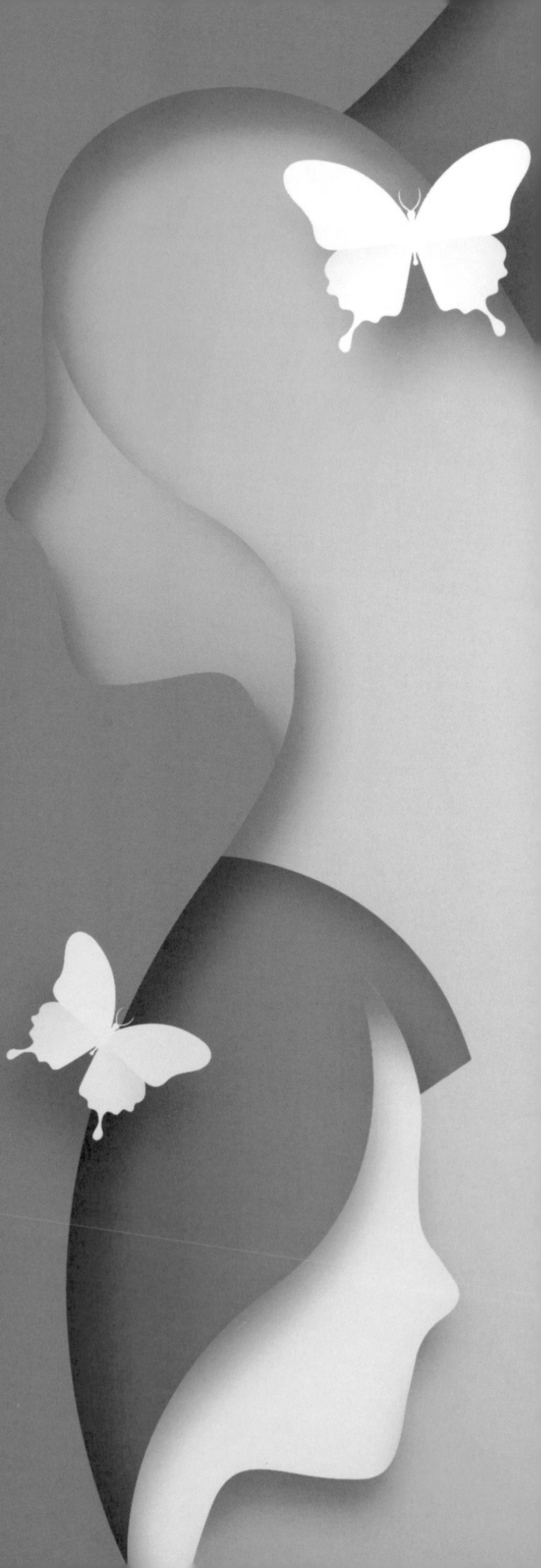

我的「媽媽」變成了我的「小媽媽」，
我要像呵護自己的女兒一樣去呵護她，
把她當成小寶貝。

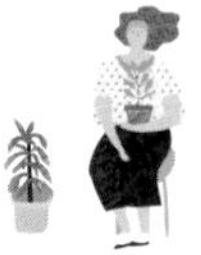

05

媽媽的藏寶洞

她把什麼寶貝都往衣櫃裡藏，
是不是如今僅剩這方天地，是她能自己掌控的？

自從失智症找上老媽後，她床旁邊的衣櫃，漸漸地對她有了不同尋常的意義，甚至已經成了她不能離開的東西。

這麼說，可能會讓人覺得有點匪夷所思。其實，要不是三八婦女節那次的折騰，我也意識不到這一點。

話說三八那天，我以女性同胞應該享有半天假日為由，中午直接回到老媽家。我打

我和我的失智媽媽

照顧好失智家人，並照顧好自己

算把她接到我家，希望能讓她在我這裡過完週末，這樣她就有機會見到我的女兒——平時打電話給老媽，她總會問起她的外孫女。我不知道這是不是世界上她唯一惦記的人，因為連我們做兒女的，似乎都沒有這分「殊榮」呢。

當然我知道讓她離開熟悉的環境是有風險的。不過這難不倒我，正好先生出國了，老媽可以和我睡在一起，半夜她有什麼動靜，我都可以照應。

如意算盤打好了，帶上看護小楊阿姨，三人搭計程車遠征到我家。先幫她剪了頭髮，我又親自替她洗了澡。

吃完晚飯，迎來漫漫長夜，考驗到了。

總不能吃飽就睡。根據上次的經驗，可以放電影給她看。我蒐集了不少好片子，但估計她能看進去的不多。選了一部韓國導演李滄東的《生命之詩》，放給她和小楊阿姨兩個人看。這部片子的女主角，也是一位照顧老人的看護，所以我家看護看得津津有味，不斷發出感慨。但老媽看到一半，就站起來說不看了。問她想做什麼，她說「睡覺」。於是安頓她上床。

我知道她上了床，一時半會兒也睡不著，便在臥室陪著她。她躺在乾乾淨淨、軟軟乎乎的被子中，望著我說：「我不習慣睡在外面。」

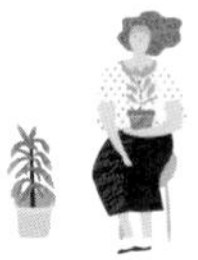

我說：「是啊，到一個新地方會不習慣。不過你上次來，不也住了好幾天嗎？你睡睡看，我會陪著你，一直等你睡著。」

但老媽還是瞪著我，嘴裡叨叨著，「這怎麼辦呢？我怎麼能睡在外面呢？在外面我睡不著啊。」

我只好問她，「你覺得怎麼好？」

老媽表示她要回家。

彼時，已經九點過了。但我看老媽這架勢，怕是一夜都不肯睡了，只好讓她起床穿衣服，打電話叫了計程車，再次長途跋涉，把她送回家。

後來小楊阿姨說：**「她在家的時候，沒事就收拾她的衣櫃。在你這裡，她沒有衣櫃可收拾，心裡就難受。」**

我終於明白，現在她已經離不開她的衣櫃了！

老媽翻弄衣櫃，已經至少有兩三年了吧？先是藏存摺、藏身分證、藏錢。最終，我老媽找不到她自己藏的存摺了！

當然，她不會怪她自己，而是懷疑有什麼人偷了。我們把她支開，在衣櫃中翻找，從塞在角落的化妝包裡，找到一個舊錢包，終於找出身分證。但存摺，真的是找不著了。無奈，只好帶她去辦掛失，然後將她的證件和存摺統統「收繳」，代她保管起來。

待我們用「苦肉計」、「調虎離山計」、「買一送一」等各種計策，使她終於接受了看護後，生活費由我每週交給看護，老媽實際就不再需要什麼錢了。

開頭，她還會想起打電話找我要錢，我就把大鈔換成零鈔再給她。她拿著一把錢，以為是很多錢（她已經數不清了），心滿意足地又藏到某個角落裡。

漸漸地，老媽不再主動打電話給我，我知道她已經失去打電話的能力了。偶爾，她也會說「我沒錢了」，但說完馬上就忘了，不會再記得向我要錢。

手中沒錢的老媽，開始了另一個藏匿遊戲，就是把衛生紙撕成一截一截的，藏在衣櫃裡、枕頭下，甚至塞在身上。我們幫她洗澡的時候，一脫衣服，紙片就會像雪片似的掉出一堆來。甚至半夜三更，她把廁所的衛生紙卷拿到臥室去，撕好後藏進床邊的大衣櫃裡。

我們想，也許老媽把衛生紙當成錢的替代品了？**如果這樣撕紙、藏紙，能讓她覺得安心的話，就讓她撕吧**，無非是讓看護多買點衛生紙就是了。

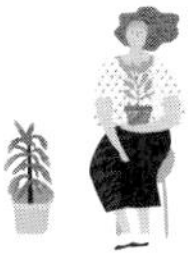

無事可做，或許也是老媽翻弄衣櫃的一個原因？

原本她挺喜歡做飯的，做的飯也好吃，我還曾經想把她做的菜寫一本「陸氏菜譜」，奈何她不肯配合。後來，我們不敢再讓她開伙，做飯的事情讓小楊阿姨接管了。長日仍漫漫，但老媽可做的事情卻愈來愈少了。這個時間的富人，就找上了衣櫃吧，畢竟那還是她的領地，在她的掌控之下。

當看護做飯的時候，老媽就會去她的衣櫃忙：把衣服拿出來疊，疊好再放進去；把錢藏在衣櫃裡的某個角落或者某個包裡，然後再找來找去。**因為有衣櫃可以忙，她就有了可做的事情。有了可做的事情，她心裡就少了一些茫然和焦慮吧，我猜。**

對老媽而言，衣櫃早已升級為保險箱，或者乾脆就是阿里巴巴那「四十大盜」藏寶的山洞了。不管什麼東西，只要她覺得寶貴，都會往衣櫃裡藏，不僅有被她當作錢幣的衛生紙，還有點心、餅乾、鞋子，甚至吃剩半截的香蕉！有時我們一打開衣櫃門，居然會有小蟲飛出來！還好這藏寶洞沒有什麼「芝麻開門」一類的暗號密語，要不她今天設明天忘，就更熱鬧了。

我們知道衣櫃裡正在發生某種騷亂，可是如果未經許可就去清理，她立刻就會變臉。好吧，你的地盤你作主，我們就藉口替她洗澡時要幫她拿衣服，悄悄地清理一下。有些時候，還需要我和弟弟妹妹一起配合：一人幫她洗澡，另外一人就趕緊打開衣櫃往外扔東西！

每次回家，都能看到老媽把衣櫃裡的東西拿出來，放到床上，我知道那是她正在「工作」。對於她的這些行為，我們也已經可以接納，知道那是她應對她的困境的方法。

甚至，當今天寫下這段文字的時候，我忽然覺得，老媽不能在我家住下，是因為她無法在這裡進行她翻衣櫃的「工作」，這說明她還能意識到自己是在我的家中，她得尊重我和我家裡的秩序。或許，雖然患失智症多年，但她還沒有完全喪失自我意識、沒有失去他人與自我之間的分辨力。這難道不值得慶幸嗎？

（初稿於二〇一三年三月十日）

【照顧失智家人】

1當失智者出現匪夷所思的行為，比如把衛生紙撕碎，藏在衣櫃裡、枕頭下，甚至塞在身上；不斷把衣櫃裡的東西拿出來、放到床上……其實，若能使他們覺得安心，就讓他們忙吧。或許「有事情忙」，他們心裡也就少一些茫然和焦慮。我們要接納那可能是他們應對自己困境的方法。

2衣櫃被藏了太多東西，怎麼辦？可以藉口洗澡時要幫他們拿衣服，悄悄地清理一下。有時可以趁他們洗澡的時候，其他人趕緊打開衣櫃扔東西。

06

老婦帶老老婦還鄉 4

老媽總是叨念著要回家。
她想回的「家」，到底是哪裡呢？

早春三月，鶯飛草長。
雖然，此三月非彼三月，陽曆與陰曆差著一個多月，但比起春天姍姍來遲的北京，春風肯定綠了江南岸，我的故鄉江南、江南故鄉！
好時節，還有一個好日子：大舅八十歲生日，邀請兄弟姊妹和晚輩們相聚。親友們，遠在海外的、近在家鄉的、不遠不近在全國各地的，熟悉的、半生不熟的、未曾見過

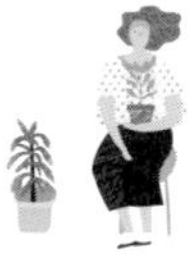

面的，將在家鄉相聚。我最小的一個表弟，也要趁著這個機會，把自己的婚禮辦了。

沒的說，我是要回的，弟弟妹妹也是要回的。別管工作多忙，這樣的相聚應該是「一個都不能少」！

「一個都不能少」？包括我的失智老媽？

老媽家裡共兄弟姊妹九個，只有二阿姨不在人世了。但大家都知道，我媽患了失智症，已經連話都說不完整了。

大舅和在北京生活的阿姨，都勸我們不要帶老媽了。他們有很多的擔心，比如擔心老媽爬不上小城中沒有電梯的旅館房間。

只有我們知道，老媽的腿腳厲害得很，每天在外面散步三個小時都沒有問題。

我們也擔心，擔心老媽不能適應旅途，擔心老媽在外面吃不好睡不好，最最擔心的是——在眾人歡聚時，老媽突然發起脾氣，那，那豈不是掃了大家的興？

4本篇標題取自瑞士作家迪倫馬特（Friedrich Dürrenmatt）的戲劇《老婦還鄉》。因為帶媽媽回家鄉時，我也過了六十歲，所以自稱「老婦」。

我和我的失智媽媽

照顧好失智家人，並照顧好自己

但，不知道從什麼時候開始，老媽就總是叨叨著回家。有時是請求的口氣，「回家吧！」有時是命令的口氣，「回家！」有時是遲疑的口氣，「什麼時候……回家？」說回家的時候，大都就是在她的「家」裡。那個大院，她住了差不多五十年，三次搬家，只是從一棟樓搬到另一棟樓而已。現在住的這間房子，她也已經住了二十五年，裡面的陳設，還和老爸過世時沒什麼兩樣。

老媽患失智症後，我也曾想把她接過去和我一起生活，也曾看過兩家條件很好的安養院，妹妹甚至都繳了押金。但看到她每天散步時，總會有人和她打招呼，那一刻她總能露出笑容，我們還是沒有決心把她從「家」中「拔」出來。也許，那熟悉的環境是最能讓她感到安心的吧？

但她還在叨叨「回家」。她想回的「家」，到底是哪裡呢？

為了解開這個謎，我用各種話來問她：如果回家了，你會見到誰？會看到什麼？會吃到什麼？

老媽的回答是：「他們……一般來說……」（「他們」、「一般來說」都是她的常用詞。）

我無法捕捉到她內心真正的渴望！

我指著書櫃上外婆的照片，問她，「她是誰？」

老媽說：「媽！」

她還能認出那是她的媽媽。

再問：「回家是想見到她嗎？」

她還是說：「媽！」

以前，她總覺得父母不公平，疼愛兩個姊姊而不疼愛她，所以她早早便離家。提到早年的家庭生活，她也總是充滿了委屈。

但現在，「媽」、「姊姊」卻愈來愈頻繁地出現在她的口中，甚至當我幫她洗完澡之後，她會對著我大叫「姊！」。

我開玩笑地把她叫做「媽寶寶」。我問她，「我是你媽媽嗎？」她說：「是。」我再問：「我這個媽媽當得怎麼樣？」她說：「還不錯。」

呵呵，她為什麼不叫我「孩子」、不叫我「妹妹」呢，只把我當作「媽媽」和「姊姊」？

我猜，無論是「媽」還是「姊」，都包含著某種呵護的意味和能力吧，而這也許都是她現在特別需要的。會不會因此，她在心裡也會對過去有了不同的感覺呢？

不能交流，但我在內心深處相信，老媽是想回一趟家鄉，至少在潛意識中是這樣。

我頑強地、頑固地相信這一點，沒有充分的證據，只有——直覺！

老媽已到了**失智症的中晚期，不能形成近期記憶**，哪怕是剛剛吃完飯，她也會說：「我還沒吃飯呢！」所謂**「記憶的橡皮擦」，會將所有剛剛發生的事情擦去，無法在大腦中留下印記。**

那，回鄉又如何？她可能根本就不知道自己回到了家鄉，認不出自家的老宅，也無法和家鄉的親人交流、對話——在一片空白中，能產生懷想與思念嗎？在一片沙漠上，能滋生出溫暖與感動嗎？

管他呢。趁著她還走得動，趁著大阿姨、大舅等兄弟姊妹還健在，我們要帶她回去！看看熟悉的鄉音、舌尖上的美食和雖然面貌全非但痕跡猶存的故鄉風物，能否喚回她的記憶，能否讓她感覺到生活的美好，能否讓她在心裡和自己的過去有一個和解？

上路與路上：帶失智老媽搭長程高鐵

高鐵通了，五個小時就能從北京到蘇州，再坐一個小時的汽車，就能到家鄉常熟，讓老媽吃到家鄉菜了。

但，帶著失智老媽，就不知有多少關要過：

出發的早上，她能起得來嗎？天天要九點才醒，醒了還要像小孩子一樣，需要哄著才肯起床。

計程車難叫，還得留出充裕的時間等車。

老媽肯定不會用驗票機，該怎麼才能讓她快速、安全地通過驗票閘門？

五個小時的車程，她煩了怎麼辦？吃不慣車上的飯怎麼辦？想拉屎蹲不下去怎麼辦……

好在我從來不怕面對不確定性，相信車到山前必有路。

弟弟妹妹有工作要忙，我和小楊阿姨帶老媽提前一天走，他們隨後趕來護駕。

週三晚上在北京師範大學上完課，我就直接奔老媽家了。早上八點半，叫她起床，用歡快的語氣告訴她，「今天我們回常熟嘍！」

沒反應。

「來，把胳膊放到我的脖子上！」我把老媽的兩隻瘦胳膊放在我的脖子後面，一邊念叨著「大吊車來啦」，一邊用力，把老媽從被窩裡拉起來。這是女兒小時候我常和她玩的遊戲啊！

東西昨晚已經收拾好了，想在走前讓老媽上一次大號，免得路上麻煩。我扶她坐在馬桶上，為了能讓她明白拉屎的意思，我使勁用女兒小時候把她大便的辦法，嘴裡不斷發出「嗯嗯」的聲音。但是無論我怎麼「嗯嗯」，媽媽還是一臉茫然。拉她起來，往馬桶裡看看，裡面一無所有。算了，別勉強她了，車到山前必有路，走著看吧！

搭計程車還算順利。在車站候車時，老媽有些煩躁，她不明白為什麼周圍會有那麼多人。我一個勁兒和她解釋：我們現在是在火車站，我們要坐火車回常熟。這些人和我們一樣，都是等火車的。

解釋也不明白，唯一的辦法是坐在她的身邊，握著她的手，讓她感覺到雖然周圍都是陌生人，但有人陪著她呢！

後來她說想上廁所，我大喜。上車前上了廁所，上了火車就會少些麻煩。讓小楊阿姨看著東西，我帶她去廁所。雖然她不是殘疾人，但畢竟已經不能一個人解決問題，所以我直接就把她帶進了殘障廁所。這裡寬敞、沒人打擾，讓她安心解完，幫她擦乾淨、穿好褲子，洗手出來，一切都順順利利！

我也是第一次坐高鐵，為了驗票時不出問題，我特地先到別的進站口「考察」了驗票方式和程序，制定了作戰方案：進站時，我讓小楊阿姨打頭陣，然後我把老媽的票插進驗票口，推她進去，那邊的小楊阿姨負責拉。這方法很管用，反正老媽沒被卡住，順利進站了！

終於開車了，鬆了一口氣。本以為已經很長時間不出門的老媽，好歹也會對高鐵有點好奇之心，但實際上，她對什麼都沒有反應。我一會兒指著窗外，一會兒又拿出iPad給她看電影，一會兒告訴她要回老家了，生怕她坐不住，鬧起脾氣。好在一會兒就開飯了，買了梅乾菜燒肉的便當來吃。老媽顯然無法用餐盒中的筷子和勺把飯送進自己嘴裡，我只好用勺子把肉切碎，菜和飯拌在一起，一勺勺餵她。

我指望著吃完午飯，老媽好歹能睡一會兒，這樣一覺醒來就快到了。誰知她毫無睡意，我只好繼續哄她。但局促的環境還是很快讓她煩躁起來，「走！在這兒幹麼呀？」

走，走哪兒？火車上就這麼點大，除了廁所，可真是無處可走啊！

那就上趟廁所吧，也算換換環境嘛！

我和她一起擠進狹小的廁所，好在是坐式的，我用濕紙巾清潔了一下，幫她鋪上坐墊紙，完成了上廁所的程序。這一來一回，耗時差不多十分鐘吧！

終於熬到了蘇州，大舅已經派了車子來接我們。老媽也乖乖地聽我的擺布，跟我上了車。

車子駛進了常熟，老家當然早已不是老媽記憶中的樣子了。作為一個著名的服裝城，街上的店鋪都與服裝有關，不是賣服裝的，就是賣服裝輔料或縫紉機的。擁擠的街道上，汽車與拉貨的三輪車擠成一團。

我不斷地告訴老媽我們到了哪條路哪條街，還讓開車的司機用家鄉話和她說，她偶爾會用家鄉話重複一下。但大多數時候，她默默地坐在後座上，沒有驚喜，沒有評論，沒有詢問，彷彿這個地方和她一點兒關係都沒有。

老友與老宅：有沒有可能，喚回她一些記憶？

回家鄉之前，我就打電話給小舅，請他幫忙聯繫一下媽媽的老同學蔣阿姨，讓她們能見見面。見到小舅，他就告訴我，已經說好了，明天早上九點到方塔公園和老同學

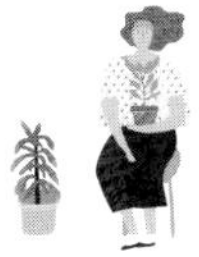

們一起喝茶。

真好！以前媽媽總是說，家鄉的同學彼此也不怎麼來往，但她一回去，大家就會約著一起見面。「她們說，還是你有號召力！」老媽不知有多少次頗為自豪地這樣說。

到底有哪些同學還健在，我也不知道，只記住了蔣阿姨的名字。

但聚會的時間，顯然是根據正常人的作息，我實在無法保證老媽能起得來、出得去，只好告訴蔣阿姨，如果我們不能按時出現，請她們多多擔待。

早上八點了，我用最熱切的話語喊老媽起床，「起來嘍，起來嘍，上方塔公園哦，去看蔣××哦！」

一點兒都沒見老媽激動，好像「方塔」、「蔣××」都沒有喚起她的回憶和情感反應。好在拉她，她還是肯起來。

小舅已經在等我們了。出門後，我突發奇想：既然路不是很遠，就走著去吧。讓老媽在家鄉的大街小巷走走，會不會喚起她的記憶？

走過虞山公園，穿到大街後的小巷，我貪婪地感受著家鄉的一切，不斷地告訴媽媽到了哪裡，但媽媽臉上仍然沒有表現出驚訝與驚喜，就像往常在大院外面散步一樣。

因為要換一家旅店，半路我將她交給小舅，折回去收拾行李。

在九個兄弟姊妹中，媽媽和小舅感情最好，交給小舅，我一百個放心。

剛安頓好行李，小舅來電話了，「你快來吧，你媽老說要走。」

哦，肯定是她認不出別人，以為自己被丟棄在陌生的地方了！雖然以前總會叨叨「蔣××」，但當蔣××真的就在眼前時，卻不知道她是誰了！

我三步併兩步趕到方塔公園，才發現來的不僅有蔣阿姨，還有其他三個老同學，其中的林阿姨，是聽說我媽要回來，特地從蘇州趕來的呢！

我連忙坐在媽媽身邊，握著她的手，告訴她，「我們回常熟了。你不是想見同學們嗎？她們都來了。這是蔣××阿姨，這是林×阿姨……」

媽媽不再鬧著要走了。我請阿姨們用家鄉話和她說話，盡量一句句地說。果然，媽媽雖然不能主動發問，但居然也能用家鄉話重複一兩句！

公園的茶室可以提供簡單的午餐，蔣阿姨叫了餛飩，我照顧媽媽吃完，然後大家一起在公園中散步。

江南春風和暖，繁花似錦，五個白髮老人走在陽光裡，是一種別樣的風景。蔣阿姨

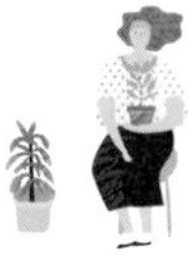

興致勃勃地告訴我，她們當年一起讀書、一起鬧過罷課，但最後我媽媽離開了家，她卻一直沒有離開家鄉……

今天，那個離家的人回來了，走在家鄉的公園裡，旁邊是年輕時的夥伴，可謂「少小離家老大回，鄉音已改鬢毛衰，同學相見不相識，笑問你從何處來！」

下午，帶老媽去大舅家，也算是看看老宅。

老宅在書院街山塘涇岸，一個聽名字就很有歷史感、文化感的地方。雖然我小時候在那裡住過幾年，但其實這個名字還是最近還鄉才「找」回來的。印象中最深的是一進大門的那口井，清涼清涼的，夏天大人會把西瓜泡在裡面。然後穿過一條有點狹窄、陰暗的走道，才到後面種著碧桃、桂花的院落。還有吱吱嘎嘎的木樓梯和一樓外公住的大房子，在我小小的心中充滿了神祕感。

記得有天深夜，我一覺醒來，發現周圍沒有人，樓下卻傳來隱隱約約的聲音。我光著腳悄悄地爬到樓梯上，從木板的縫隙中可以看到幾乎全家人都聚在樓下，好像有很不好的事情發生。後來長大了，也不確定那天夜裡究竟發生了什麼事。

說來傷心，大舅是唯一堅守在陸氏老宅中的後人，但所謂的「老宅」，已經只剩下一個小角落了。老宅是我的曾外祖父在二十世紀初買下的，有三百多坪。在二十一世紀初的「舊城改造」運動中，政府以極低的價格收走了老宅（之後簡單「改造」了一下，轉手以高價賣給一家公司。幾經轉手，如今老宅的身價已經翻了不只五十倍，我們再也買不回來了）。

大舅擔心，有一天別人到山塘涇岸找不到陸家，所以在兒子的資助下，買下了老宅一角，也就三十多坪，然後按照小時候的印象，種了老宅原有的花木，彷彿那個老家還在老宅角落裡「活著」。

老宅在媽媽的心目中留下了什麼呢？有沒有童年的歡樂？有沒有難忘的親情？有沒有青春的愛戀？我彷彿從來沒有想過，甚至從來沒有好奇過。**直到寫下這篇文字，我才突然感到，我對媽媽好陌生啊**，我所知道的她在老家的生命故事，彷彿就是那幾件讓她不開心的事情。

外公結婚九年，原配未能生育，之後娶了一個二房，也就是我的親外婆。這個出生在錢塘江縴夫之家的女孩，是作為「陪嫁」和她伺候的有錢人家小姐來到常熟的。很快，一對雙胞胎女孩出生了，外公視為掌上明珠。沒過多久，我媽媽來到世上，可惜

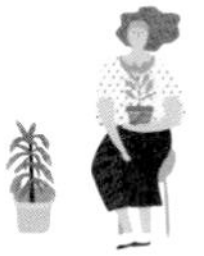

又是一個女孩。雖然外公給她起了「明珠」這樣一個名字，但在她的感覺中，自己在家庭中是這樣一個人：

穿的永遠是兩個姊姊穿剩的衣服；暑假裡，姊姊們在桂花樹的樹蔭下放一張床板、泡一杯香茶讀書，她卻要到悶熱的廚房中幫忙做飯……

所以，媽媽對老宅記憶最深的，就是有著姊姊們身影的桂花樹，還有外婆和老媽媽（家裡的一個幫傭）忙三忙四的廚房？

踏上書院街，拐進山塘涇岸，我自己小時候的記憶蠢蠢欲動，竟然沒有關注到媽媽的細微反應！

當然，這已經不是媽媽當年的那個「家」了。井沒有了，大院子沒有了，吱吱嘎嘎的樓梯沒有了，我們只能走進老宅一隅的大舅家，而那個「老宅」大門緊鎖，根本進不去了！

媽媽沒有激動、沒有尋找、沒有提問，只是默默地坐在大舅家的客廳裡，聽著我們和大舅說三說四，像一個自己家中的外人！

常熟與不熟：老媽知道她「回家」了嗎？

說起來，常熟也真算得上是個人傑地靈的地方。這個很特別的地名，據說取自這裡

我和我的失智媽媽

照顧好失智家人，並照顧好自己

年年糧食都豐收之意。常熟不僅有「十里青山半入城」的虞山、姜太公隱居垂釣的尚湖所帶來的山水之秀，更有悠長歷史留下的人文之采：在虞山腳下，「孔子七十二賢」之一的言子還在受著後人的祭掃；一半在大陸、一半在台灣的「富春山居圖」，出自常熟人黃公望的筆下；在深深的「狀元巷」中，藏著光緒帝師翁同龢的宅院，但我家老宅那塊翁同龢題字的大匾「懷橘堂」，卻已不復在了……

家鄉無限好，老媽能憶否？

在常熟的四、五天中，我始終無法確認老媽是否知道她回到了家鄉。如果在家鄉的土地上，她仍然感到全然的陌生、仍然不知道自己身處何方，「回鄉」就毫無意義了。還好，還好有這樣三個片刻，她在真正的意義上「回鄉」了：

在方塔公園，老同學們操著家鄉話聊天。突然，老媽跟著林阿姨說了一句家鄉話。

有次在虞山下散步，走到家鄉新修的圖書館前，望著「常熟圖書館」幾個大字，老媽似乎恍然大悟，自言自語道：「我在常熟啊！」

小表弟結婚，請來許多親朋好友，也包括我家老宅的鄰居們。一個中年婦女來到老媽身邊，跟她說：「我是三姑娘的女兒啊！」

「三姑娘？」老媽立刻起身，熱情地和對方握手，「你還好嗎？」那一刻，雖然也許老媽錯把三姑娘的女兒當成了三姑娘，但那分高興和熱情，顯然已經連接到了逝去的往昔、逝去的童年。

好吧，也許我應該承認了，「回家」對老媽而言，或許已經變成了一種「形而上」的意義；而不是回到家鄉、回到童年生活的地方，這樣具體的「形而下」的地理位置。甚至，她會在瞬間就已經忘了自己身處何方，「回家」又有何意義？

但，**人生難道不是由「瞬間」組成的嗎？內心有過回到家鄉的「瞬間」，難道和沒有完全一樣嗎？難道這樣的「瞬間」，不是老媽沙漠般心靈中的一粒金子嗎？**

餛飩與混沌：也許這是媽媽最後一次吃到家鄉菜

四月一日，西方的愚人節，我們啟程返京。

為了不耽誤乘車，早上八點就把老媽叫了起來，她還算「聽話」。

飯店的早餐很豐盛，中式西式都有。餐廳盡頭，幾個師傅在忙著煎蛋、煮麵。我看到有「小餛飩」，忽然心裡一動，覺得應該幫媽媽要一碗。

我和我的失智媽媽

照顧好失智家人，並照顧好自己

小餛飩是家鄉最平常的小吃，皮薄餡嫩湯鮮，極薄的皮捏出褶子在漂著蔥花的湯裡，就像魚尾擺動。江南出絲綢，人們就給它起了個名字叫「縐紗餛飩」，很是有點名氣。有些遊客來常熟，還專門要找地方吃縐紗餛飩。

雖然不知道飯店的餛飩是否是地道家鄉味，但看上去真的很誘人。無論怎麼著也是家鄉人做的啊，多少會有家鄉的味道吧？

誰知道一開口，我竟哽咽了，「煮一碗小餛飩吧，也許這是我媽媽最後一次吃家鄉的餛飩了。」

師傅有些驚訝地抬頭看看我，再看看我身後坐在桌邊的老媽，什麼也沒說，默默地開始做起來。做好後，親自送到了我們的桌上。

用小勺把餛飩切成兩三塊，將熱熱的餛飩湯吹涼，一勺勺地送到媽媽口中。

她並不知道這可能就是和家鄉最後的告別，也不知道正在吃的是家鄉的小餛飩。她內心的一片混沌，讓遠行少了眷戀，讓告別不再悲傷，讓目光不會回望……

六十五年前，十八歲的媽媽離開家鄉。不知道家鄉在她年輕的心中是什麼模樣？有多重的分量？她走得決然，還是充滿牽掛？

今天，她回來了，帶著我們不曾知道的童年故事，帶著走出家鄉時的青春情懷，帶

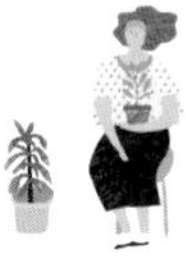

著沉在內心深處的家庭記憶，帶著無法表達的親情和友情……

（初稿於二〇〇九年四月）

【照顧失智家人】

1當失智者到了陌生環境，感到不安時，可能你愈解釋、愈安慰，他們反而愈緊張。這時，可以坐在他們身邊，握著他們的手，讓他們感覺到雖然周圍都是陌生人，但有人陪著自己。

2失智症的中晚期，患者無法形成近期記憶，就像腦中有個「記憶的橡皮擦」，會將所有剛剛發生的事情擦去，無法在大腦中留下印記。

07

日之夕矣，老媽怒矣

有「日落症候群」的老媽，
每到傍晚，就陷入糟糕的情緒中。

照顧失智症親人到底有多難，這是外人很難想像的，它不光需要付出時間和精力，還需要掌握很多知識和技巧——要知道，在人類幾千年的文明史上，伴隨著高齡化而出現的龐大的失智症群體，那還真是「史無前例」。這意味著人類對它的認識還很有限，對於照顧這類患者的經驗還很有限。

為了更適切地陪伴老媽，一同渡過這條波濤洶湧、充滿暗礁的河流，我們不僅要自

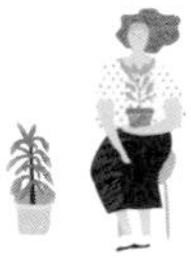

己「摸著石頭」，還要多找一些「石頭」，這樣才能在水急急、心慌慌時站住腳。

這些「石頭」是什麼呢？對我來說，就是相關的參考書籍，和相關的照護者互助團體。

我在網路上發現了一個關注失智症的社群團體「助愛之家」，它應該是在北美一些從事失智症研究、治療和照護的專業人士創辦的。在「助愛之家」裡，活躍著許多失智症患者的家屬，大家常常會分享自己的經驗和感受，我並且在這裡獲得了書籍資源。它也在一段時期內，成為我重要的心理支持。

二〇〇九年的五一勞動節，照顧媽媽的小楊阿姨請假回家了，我就全天候地照顧了老媽八天。這八天也讓我有機會更深入地瞭解老媽病情的發展，尋找應對的方法。

果然，我就發現了老媽有書中所說的「日落症候群」。

過去覺得傍晚是一天中最好的時光。《詩經》有曰：「……雞棲於塒。日之夕矣，羊牛下來。」現在可好，日之夕矣，老媽怒矣——每到日落時分，老媽就陷入糟糕的情緒當中，非發一陣脾氣不可。如果你不理她，她就叫罵不止，或者使勁地拍桌子拍床。

對於照護者來說，這個時候難免會受到情緒的感染，心情也跟著惡劣起來，至少我自己是這樣的。記得一天傍晚，當老媽在發作中罵出「什麼玩意」時，我難過地哭了。好在我有點心理學知識，也願意學習，知道這種情緒的變動，可能與光線漸暗而引起失智症患者內心不安有關，甚至是一種大腦的生理反應，不是她故意要這樣。

但是這種情緒能不能控制呢？從行為主義的角度看，當她用發脾氣的方式就能得到想要的安撫時，會不會讓發脾氣這個行為被強化呢？會不會因此她就對此「上癮」呢？有沒有別的辦法，即使不能徹底消除她的不安，但可以讓這種發作減少頻率或降低強度，至少不會愈來愈厲害？

第二天一早，我想起來：前一天我因為太傷心，又不想讓自己失控、對老媽發脾氣，就對她說：「我知道你一到這時候，心裡就不舒服，你要是想發洩就發洩一下，不過我不想陪著你。」說完，我就去了自己的書房。幾分鐘後，老媽到書房來找我，開始嘮嘮叨叨地用「ＡＤ語」[5]跟我講話。**雖然我基本上聽不懂，但我還是望著她的眼睛，非常專注地聽她說話，不時重複一下她說過的話，或者就她提到的某個人、某件事問個問題（當然都答非所問）。我發現老媽很快平靜了下來**，二十分鐘後就乖乖跟著我吃飯去了。

這招是否還能再用？當老媽第二天又開始發作時，我決定再試試。不過這次有個不同，就是**我不再「認領」老媽的辱罵。「什麼玩意」說的不是我，只是她心情惡劣時，需要的一個挨罵的東西罷了。**當我這樣想的時候，至少我情緒穩定了，不會因此傷心、委屈。我情緒的穩定，似乎對她也有某種示範作用，她的叫罵聲小了很多，發作時間也短了很多。

後來的幾天，我竟然發現她愈來愈少發作。她最熱愛的罵人詞彙「什麼玩意」，說一兩聲居然就偃旗息鼓了！

我不知道自己的策略是否真的奏效了，但還是總結了一下，去和社群裡的朋友分享。

5 失智導致思維和表達能力同步退化，老媽開始說一種我們無法理解的語言，我稱為「AD語」，特點是支離破碎、邏輯混亂、聲音微弱。

第一步，我叫它「心理區隔」

就是在患者發作罵人時，一定不要「認領」，可以透過內心對話告訴自己：**他／她就是想發洩一下而已，千萬別傻傻地把他們的氣話當真。**

這一點，可能大家覺得很容易，但對於小時候較少得到患者（父母）肯定、甚至受過傷害的人來說，就會比較難，因為很容易被勾起深層的情緒記憶，所以需要特別有意識地進行區隔。

第二步，我稱之為「物理區隔」

就是**在有安全保障的情況下離開他／她，讓他們單獨待一會兒。**

離開之前，可以告訴他／她，「我知道你覺得有什麼事情不對勁，你覺得很難受、很生氣，想發火。如果發火能讓你安靜下來，你就不妨發發火，但是我不想在這裡聽你發火，所以我會離開一下。」這樣說，首先沒有否定他們的感覺，甚至肯定他們難受是正常的。

失智症患者感到對生活失去了控制，會有很多挫敗感、焦慮感和恐懼感，憤怒其實是由這些感覺轉化而來。心理學有句話，叫「憤怒不是第一感受」，因為憤怒之前，他們已經感受到了別的，但是沒法處理，憤怒可以讓人把這些自己的感覺轉移到出氣筒身上。

另外，告訴他／她，你要離開一會兒，這也是讓他們對自己的情緒負責（儘管他們在退化，但我至少在我老媽身上發現，她其實並非什麼都不明白，只是她想把自己當那個需要哄的孩子，那樣會讓她感覺好一些），並且暗示他們除了發火，他／她還有別的選擇。

第三步，就是「積極傾聽」了吧

當他／她平靜下來，給他們機會去說（我覺得對我老媽來說，黏著我說「ＡＤ語」，是讓她能感覺到「活著」的主要方式）。

聽他們說的時候，一定要用心，看著對方，並做出一些回應，比如重複他們的話、問問題等，不管對方說的是什麼，都不否定他／她，不去當真，全然地接納。這種接納也許對失智症患者來說，具有一種獨特的鎮靜作用，可以幫你和對方從區隔重新走向融合。

「隔」與「融」兩個字，有一半是一樣的——「鬲」是一種古代炊具，形狀像鼎而足部中空——或許就是說，照護者需要很大、很大的心理空間，去接納失智症患者吧。

我知道這只是我個人的一點經驗。每個生命都是不同的，我的經驗也許對你們的親人並不管用。也許隨著我老媽的病情進一步惡化，它也不再靈驗。反正照護我們患有失智症的親人，就是逢山開路、遇水搭橋，碰到難處，大家相互交流吧！

（初稿於二○一三年五月八日）

【照顧失智家人】

1失智者每到日落時就發脾氣，這種「日落症候群」的情緒變動，可能與光線漸暗而引起內心不安有關，甚至是一種大腦的生理反應，不是他們故意如此。

2我們可能聽不懂失智者講的話，但可以望著他們的眼睛，專注傾聽，並且不時重複幾句，或者針對內容提問。即使都是答非所問，也能有助其平靜。

【照顧自己】

1照顧失智者有如渡過一條充滿暗礁的河流，照護者要多找一些「石頭」，比如相關的參考書籍、相關的照護者互助團體，才能在心慌時，站穩腳步。

2失智者心情惡劣時，照護者往往成為他們發洩的對象——他們不是在罵你，只是純粹想找人發脾氣。試試看這樣想，有助於自己情緒穩定，進而也可能使他們漸漸安定。

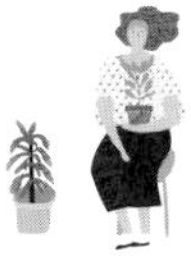

08 太陽，每天都是新的

像失智者這樣每天都面對一個新的世界，
誰承接得住？

前幾天，媽媽住在我的家裡，我每天帶她在家附近散步。為了讓她能感知到環境的豐富，我會帶她走不同的路，這樣可以看到不同顏色的花、看到不同形態的樹。

走累了，她說「帶我回家」。

帶她回到我的家，她還說「帶我回家」。

回到她自己的家裡，那個她已經住了五十多年的大院、住了二十多年的房子，她還是說：「你帶我回家。」

今年春天，我們還帶老媽回了故鄉，但在那裡，她仍然會說「帶我回家」。

哪裡才是老媽的「家」呢？

生活在古希臘的赫拉克利特曾經說「太陽每天都是新的」，這簡直讓我懷疑古希臘就出現了失智症。

因為**對失智症患者來說，不僅每天早上醒來太陽都是新的，大概睜眼看到的一切都是新的吧。**圍在身邊的兒女或老伴，是從來不認識的新人；房間裡的東西，是不知道誰弄來的新鮮玩意；出去散個步，哪怕走過一百八十遍，都跟到了另一個國家似的，如果還不是到了另一個星球的話。想一想，這樣的生活，像不像每天都是世紀大探險？需要多強的心理素質，才能面對每天的新太陽？

一開始，我們都以為那個「家」是特指的，是物理學意義上的，後來才慢慢明白，**也許「家」是一種心理性的存在，是讓她感到熟悉和安全的所在，是那個與「新」、與「陌生」相對的東西。**

帶老媽散步回來，我寫下了下面這首題為〈回家〉的詩：

起風了
　在黃昏的惆悵中
我本想
　在餘霞燃盡前
再唱一闋
　嘹喨的歌
可是你說
　回家吧，回家

哪裡是你的家呢？老媽
　是童年的桂花樹下
　還是燃燒激情的南下途中
　是異國他鄉的羈旅
　還是鉛華落盡，收容你的大院小屋

我和我的失智媽媽

照顧好失智家人，並照顧好自己

你兩眼空茫
　雙腳踟躕
只是把我的手
　拉得生疼，生疼

哦，好吧，
　我們回家
太陽都會熄滅
　何況這流螢般的人生

讓我們
　回到母親溫暖的子宮
　回到開天闢地的鴻蒙
　回到大爆炸處的奇點
　回到宇宙原初的虛空

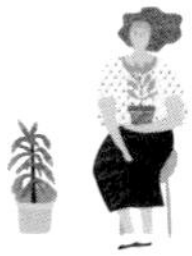

那裡沒有光
　也就沒有影子
那裡沒有風
　也就沒有雲霞
那裡沒有聲音
　也就沒有歌唱
那裡沒有色彩
　也就沒有花開

那是你的家嗎？老媽
　如果物質湮滅了
　愛就獲得了自由飛翔的力量
那就讓我們一起
　回家吧，回家！

我把這首詩分享到「助愛之家」，收到了好多「同病相憐」的網友回覆。

‧「卯月小雨」說：回家！我老媽現在到哪兒都說回家，回家找媽媽是她最積極的事。

‧「津有遊女」說：回家！是啊，我老媽也經常這麼說，她最經常的舉動就是收拾包袱，大的小的，包括被子捲起來也說要帶回家。有幾次真的是大包小包的拎了走，好在周圍鄰居都認識她，把她給勸回來了。處處無家處處家，我現在也不知道是讓她記得好，還是忘了好。

‧「我的影子我的媽」回覆「津有遊女」說：我媽以前也這樣，現在都忘了……

‧「子諾媽咪」說：我終於學聰明了，媽媽老是鬧著回家鄉，為此，我幾次無奈地打電話給家鄉的舅舅和外地的弟弟，讓他們在電話裡勸母親，一般需要長途電話半小時才能平息。前天她又重提此事，我說這就是你的家鄉啊，這麼多年，家鄉變化了，蓋起了大樓，你就住在家鄉呢！然後就陪著她一起唱起兒歌……

這些分享與回應，讓我們彼此溫暖著，在陪伴親人的路上一邊跟蹌，一邊抹淚，一邊前行。

（二〇一三年五月十日晨初稿，五月十二日母親節修改）

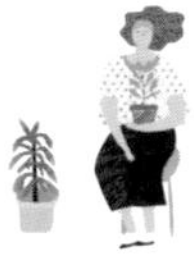

【照顧失智家人】

設身處地去理解失智者面對的「全新」世界：圍在身邊的家人是從來不認識的新人，屋子裡盡是沒見過的新玩意，出門不管去哪裡都是陌生的新地方……或許當他們不斷說著要「回家」，是想找到一處自己感到熟悉和安全的所在。

【照顧自己】

參加照顧者互助團體，笑與淚，溫暖彼此，在陪伴親人的路上踉蹌前行。

09

老媽成了我的影子

精神荒蕪的老媽跟著我，
充滿恐懼不安地跟著我，無時無刻不跟著我。

照顧媽媽的小楊阿姨，自己的老媽病了，我們不能不讓她回家看看。一個人若連她的老媽都不愛，很難想像她如何去照顧一個非親非故的老人。

小楊阿姨走了，老媽就成了我的影子。

她的日常生活，由十件大事構成：穿衣／起床、晨間洗漱、吃飯、喝水、量血壓、吃藥、小便／大便、洗澡、晚間洗漱、脫衣／上床。

因為大腦的衰退，這十件大事，她都需要在別人的幫助下完成。

沒有關係，我們有足夠的時間來完成這些滿足生命基本需要的大事——老媽每天睡十一個小時，還有十三個小時可以利用。

在這些日子裡，我學會了兩件事：一個叫做「輕」，一個叫做「慢」，合起來就是要「輕慢」地對待老媽！

幫老媽穿衣，要輕手輕腳；上完廁所沖水，要等她離開之後，否則轟隆的水聲會嚇著她；睡前關窗關門，要無聲無息，免得把她驚醒；耐心地等待她上廁所；用最瑣碎的步子和她一起散步。

總之是任何行動要與她合拍，而不是要讓她服從我的節奏，還得輕得不至於驚嚇到她。

可是，即便調整到了平常十分之一的速度，也不可能把這十三個小時填滿。

曾經很為自己的高等微積分成績驕傲的老媽，現在已經不能讀書、不能看報，連五

我和我的失智媽媽

照顧好失智家人，並照顧好自己

光十色的影像，都不再能吸引她的注意力。雖然老媽的一生多數時間都在和文字打交道，但她其實並不怎麼喜歡閱讀和寫作（她本應該和她的幾個姊妹一樣，成為一個理工女的），失智症更是奪去了她基本的書寫能力。

最最要命的，是她的思維和表達能力在同步退化，新的資訊進入大腦後瞬間就會被「擦除」，過往的訊息也很難被有效地加工，甚至無法形成有意義的句子來表達複雜一些的想法。於是，她開始說一種我們無法理解的語言，我稱之為「ＡＤ語」，其特點是支離破碎、邏輯混亂、聲音微弱。結果，在大段的空閒時間裡，我們連聊天都很難進行！

就這樣，空閒變成了空白，空白帶來了空虛，空虛造成愈來愈多的空洞，有專家為它起了個名字：「精神荒蕪」。

我的「精神荒蕪」的老媽跟著我，充滿恐懼不安地跟著我，無時無刻不跟著我。我猜，她在潛意識中（我相信在這個階段還會有潛意識活動）想讓我在荒蕪之上為她「栽花種草」，好讓她感覺到自己「活著」——活著，不僅是肉體存在著，還要有所謂的「存在感」——感覺到自己與這個世界是有聯繫的。

我知道這荒蕪之上已經不能長出花草。沒有外界資訊作為養分，沒有認知能力作為催化劑，即使撒下了種，又怎麼可能長出新東西來呢？

但在這荒蕪之下，到底埋藏了什麼？沒有花朵，會不會還有苔蘚、地衣？沒有綠葉，會不會還有未枯死的根鬚？也許，我能從聽不懂的ＡＤ語中，發現她生命中寶貴的點滴？或者在她不可理喻的行為中，發現內心情感的蛛絲馬跡？

每天，我牽著老媽的手，像兩個遊魂一樣在家附近遊蕩。低頭看到路邊花圃中新開的花朵，我感動於大自然之美；抬頭看到巴掌一樣大的梧桐樹葉一天比一天寬闊，我對生長的力量充滿驚奇。我總是很興奮地把我的發現指給老媽看，但她沒有驚奇，亦沒有欣喜，一臉不為所動的木然，彷彿生命的美麗，已然與她無關。

晚上，在燈下，我拿出iPad或者紙張、蠟筆，希望她能隨意塗鴉，去發現創作的樂趣。但她遲疑再遲疑，即使把筆握在手裡，也遲遲不肯落下。偶爾劃拉了一兩筆，我看到些微的驚訝像青蘋之末的風一樣快速地從她臉上掠過，迅速消失在皺紋間。然後，她又像雕塑般僵在那裡，不管我怎樣說「媽媽，你看，這是你畫的，真漂亮」，她都少有再次嘗試的動力。

我主動地「刺探」，希望能用自己的好奇，打開她記憶的倉庫。但我們兩個，一個好像美國原住民，一個彷彿說的是非洲話：

巴黎你最喜歡什麼地方啊？

睡覺。

你喜歡日內瓦，還是巴黎？

第一次嘛，大姊也不知道跑哪兒去了。

你覺得雲南怎麼樣？

裡面有很多材料，學生。

什麼樣的學生？

寫得漂亮。

誰寫得漂亮？

豬肉。

哪兒來的豬肉？

有的老師說「知識分子……」（笑）

知識分子怎麼了？

一條條的。

一條條的什麼？

把他……跟著念書……偷著走……

去哪裡？

（她不耐煩了）這不都是新買的嘛……（指著遠處）

我隱隱約約可以感覺到，在「大姊」、「材料」、「偷著走」、「學生」、「漂亮」、「知識分子」這些詞語的磚塊之下，埋藏著老媽的過去，但她已經失去了人生的藍圖，無法把它們連結起來，變成有意義的東西了。

即便如此，我還是「打撈」到一句清醒的話。那是我們在街上遊蕩的時候，或許我的耐心和樹蔭下的寧靜讓她感覺到了一種放鬆，她突然喃喃地說：

「我怎麼辦呢？」

唉，我的老媽，你總算用**「我」**開頭說了一句話，讓我聽到了你心底的困惑，雖然你的聲音微弱到像是一聲嘆息。（我的老媽幾乎從來不用「我」開頭說話，她最喜歡說的是「他們那些人」、「一般來說」。哪怕你問她吃飽了沒有，她也不會說「我吃飽了」、「我還想要一點」，而是說「誰知道那些人……」。不會用「我訊息」，是失智症患者的特徵嗎？還是老媽長期與自己的感受隔絕形成的？）

我清楚地聽到了這句「我怎麼辦呢」，聽到了她的無措和擔憂；在那個無措和擔憂下面，彷彿還有一絲絲的期待：我的生活，我還能作主嗎？對老媽來說，她的外部世界已經一片混亂，她的內心世界也破碎到不能思考、無法表達，這該是何等的恐怖啊！

老媽，你是說你不知道該怎麼辦嗎？你知道你生病了嗎？

感冒。

老媽居然聽懂了「生病」！

不是感冒，是你的大腦有些退化了。（我字斟句酌，不希望傷了她的自尊心。）

胡說，我的腦子好著呢！

她居然又聽懂了。但接下來，她說出的是：

政府……

唉！

即便這樣，我也仍然相信老媽的內心並非一片空白，她還有情感活動和思維活動。有以下的事情為證。

那天，我因為聽她的ＡＤ語嘮叨實在聽累了，天氣又熱，不能出去遊蕩。長日難挨，總得找點事情做。於是我想讓她和我一起看電影。知道她的注意力很容易分散，我就選了一個我以為比較容易理解的、感情色彩強烈的動物片《忠犬八公》。

當然，和老媽看電影是不能光看的，因為你投入進去看，就意味著把她晾到一邊了，所以我總是邊看邊說：

老媽，聽舅舅說，你家也養過一隻狗，好像叫「虎子」？

那，那……

你家的狗有電影裡的這隻漂亮嗎？

（沉默）……

日本人來的時候，你們去逃難，那隻狗一直守著家，你們都不知道牠是怎麼活下來的……

爸爸，媽媽……

無疑，那個關於狗的問題把老媽帶回了童年，但是她卻無法表達出更多複雜的想法和感受，比如爸爸媽媽喜歡那隻狗嗎？她喜歡那隻狗嗎？當那隻狗在祖父的棺材前不吃不喝，活活把自己餓死時，又給她帶來怎樣的感受？

沒有幾分鐘，老媽就從沙發上起身，開始在屋裡轉圈。我知道，她已經開始煩躁了，只好按下「暫停」，和她一起轉圈，直到她平靜下來，才拉著她重新坐回沙發上。

我沒有計算，到底按了多少次「暫停」才把電影看完。到最後，那隻叫「八公」的秋田犬，終於再也等不來牠已過世十年的主人，死在火車站外的花壇上。看到這個結局，我哭得一塌糊塗。這時，老媽靜靜地、靜靜地坐在我身邊，我就在她安靜的陪伴下，抽泣著一直把片尾的音樂聽完。

足足有十分鐘吧，老媽沒有動、沒有說話，但**我能感覺到，她明白我在傷心（雖然我想她並不知道我為什麼傷心）**，所以不想打攪我。

如果說，這是一個特例，那麼每天散步時，老媽對小孩的反應，就是另一個老媽內心還有情感存在的證明了。

長這麼大，我從未聽到老媽對我叫過什麼小名、愛稱，也不記得老媽何時用過「肉麻」的言語說話。我甚至都覺得，別說表達愛意，就是表達喜歡，對老媽來說也是件難事。

但這個貌似沒有情感反應的老媽，現在見了小孩（主要是小小孩），竟然變成了一個慈祥的老婆婆。常常是，遠遠地出現了一個孩子，她呆滯的眼神就開始有了光彩，並且像被磁鐵吸住了一樣，盯住人家不放。待走近了，她會彎下腰，滿臉笑容，用嗲得不能再嗲的聲音叫：「你好，寶寶呀！」這時，那些小孩旁邊的大人往往會說：「叫奶奶！」得到了一聲回報的老媽，臉上就會笑成一朵花，有時還會轉過頭去，癡癡地用眼神跟著那個擦肩而過的孩子。

每每看到這樣的景象，我就會想，老媽喜歡小孩，也應該喜歡小時候的我吧？如果對小孩的喜愛是人的本能，那毫無疑問，老媽也一定用這樣的方式表達過她對我的愛吧？如果沒有從一歲多開始的分離，我也許更能確認這分愛吧？

或許，我還可以從老媽的負面情緒中，證明她情感與思維的存在。

白天天氣好的時候，老媽會被我們陪著在外「放牧」。到了傍晚，陪伴她的人要忙著燒飯，或許就讓她有了時間，對漸漸昏暗下去的世界變得敏感起來。房間裡沒有樹影婆娑，卻有電視的光影閃爍。也許這種晦暗不明，會讓她像原始人一樣，產生一種本能的不安和恐懼？

老媽本是個一輩子要強的人，從來不會示弱，患了失智症，更讓她不知道如何表達自己的內心。對她來說，將不安與恐懼轉化為憤怒，真是順理成章、水到渠成的事情，這樣至少內心的脆弱被巧妙地掩蓋起來，她還可以表現得那麼「強大」。

好吧，**老媽會憤怒，說明她內心深處有不安、有恐懼、有委屈，她內心並非空白一片、死水一潭。她的情感系統還在運作，她還不斷地有感受、有想法產生，就像水泡從深潭中冒出來一樣，只是，只是她沒有能力把它們清晰、完整地表現出來了。**

那我，幹麼非要去弄明白，老媽現在的內心世界究竟是怎樣的，她是否還會有情感反應，她還能不能思考，哪怕是碎片化的思考？

我知道失智症是一種病，患病的人會出現記憶障礙、認知功能障礙、語言障礙，到了晚期甚至會退化到只剩下原始反應。一個學心理學的學生，在精神科醫院看到一個失智症晚期患者，抱著洋娃娃蜷縮在病床上，已然退回到嬰兒狀態。這樣一個場景，足以震撼人心。

但失智症的病程是漸進的，即便老媽的記憶、思維、情感反應、表達能力在一步步退化，即便她的精神荒蕪到只剩下苔蘚、地衣，我也想讓它保持濕潤。我想，這是她的存在感最後的依靠吧？

身為奧斯威辛集中營的倖存者，義大利人普利摩・李維（Primo Levi）在《滅頂與生還》（*I sommersi e i salvati*）一書中，講到他一邊做苦役、一邊背誦但丁的詩句，甚至願意用自己的湯和麵包去換取被遺忘的結尾，因為「它們有可能讓我重建與過去的聯繫，從遺忘中拯救我的過去，並強化自我認識」。他還說：「接受言語的喪失，這是一個不祥的徵兆，它意味著徹底冷漠的來臨。」

觀察老媽，與老媽對話，就是我的打撈與澆灌。雖然失智症凶猛，並終將成為勝者，但在此之前，我不想把老媽當作非人化的存在、當作一個只會吃喝拉撒的動物。

也許，更深的動機是，我仍然幻想著，依靠這最後一點存在感，依靠僅存的感受力，能讓老媽感覺到自己是被愛的。

如果她能夠感覺到愛的溫暖，她凍結在童年心理傷痛中的心，不知道會不會暖和起來、柔軟起來？若她離開這個世界時，感覺到的是溫暖，不是冰冷，她留給我們的即便不是微笑，只是一張安詳的臉龐，那也會讓我們感到安慰和祝福吧！

（初稿於二〇一三年四月至六月）

【照顧失智家人】

1行動要又「輕」又「慢」：任何行動要與他們合拍，而不是要其服從我們的節奏，並且動作要輕得不至於驚嚇到他們。

2從他們的角度思考：表現出憤怒，說明內心深處有不安、恐懼或委屈。想想看若換成自己，外部世界一片混亂，內心世界也破碎到不能思考、無法表達，這是何等恐怖啊！

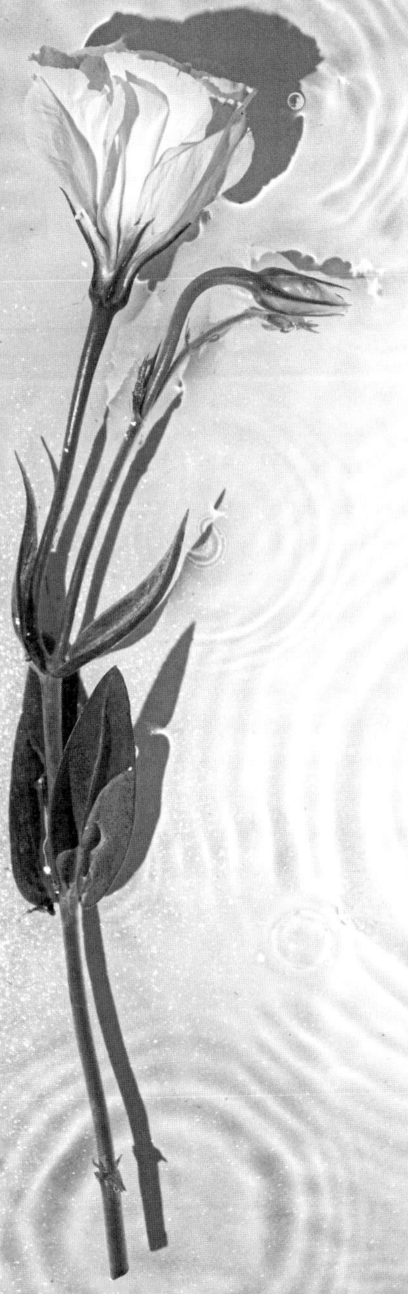

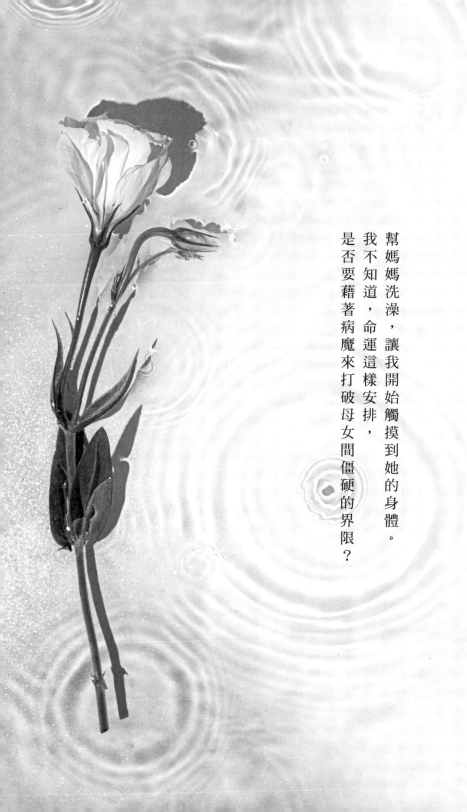

幫媽媽洗澡，讓我開始觸摸到她的身體。
我不知道，命運這樣安排，
是否要藉著病魔來打破母女間僵硬的界限？

10

和媽媽玩寫信遊戲

與其說是和她玩，不如說是我和自己玩，是我自己安慰自己吧。

放暑假，看護小楊阿姨的女兒從老家來北京看媽媽，一來解母女思念之苦，二來也可以開眼界長見識。我們也為此花了一些心思：我帶她去看了舞台劇，妹妹讓她到自己的辦公室實習了一下，對什麼是職場有個切身的瞭解。弟弟和弟媳他們查閱了博物館的資料，建議她多去博物館走走看看。

昨天天陰，一掃多日來的暑熱，小楊阿姨和女兒決定去豐台的園博園。一早弟媳先

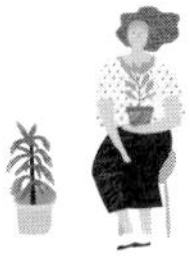

去媽媽那裡「值班」，但她下午有事，所以我中午回媽媽家「接班」，不耽誤弟媳的事情，又可以讓小楊阿姨和女兒在外面多玩一會。

下午三點，帶老媽下樓散步，走到公主墳再走回來。這段路說長不長、說短不短，牽著媽媽的手慢慢走，來回一個半小時。

可是回家後到吃晚飯，至少還有一個半小時。和媽媽前言不搭後語地聊了會天後，我想不出什麼招了，兩人開始無所事事。這時，老媽又進入情緒狀態了，她帶著不耐煩的語氣命令我，「快點吧，回家！」

當然，我知道老媽現在已經是「處處無家」了，不是沒有收留她的地方，而是到哪裡都感到陌生，感到不在自己家裡。

沒辦法，繼續瞎扯，「回家，你最想看到誰啊？」

「錢媛。」（老媽是用家鄉話說的，我聽清了姓錢，沒有聽清名，姑且這樣寫。）

我忽然想起前兩天和一個朋友見面時，她說她已經去世的父親也是失智症患者，他們曾經在一個大本子上，一起用父親的口吻給很多親友寫信，又用親友的口吻給父親回信，父親常常會抱著大本子看上好幾個小時。

要不，就試試這招吧？

我找來一個大本子，寫下：「親愛的錢媛」。我沒指望媽媽能真的「寫」信，我知道她已經基本喪失了這個能力，但我還是巴望提起家鄉、提起往事、提起故人，媽媽說不定還能自然地「出口成章」。

顯然我又估計過高了，媽媽根本就無法把這封信接著口述下去。好在，我還聽媽媽講過一點她和錢媛的故事，於是我就寫一句，問她一句，雖然她既不說「是」，也不說「不是」。

親愛的錢媛：

我是你小學時的好朋友陸明珠。我們已經好久好久沒有見面了，我很想念你。不知道你近來怎麼樣？身體還好吧？

我常常想起小時候我們在一起的時光，每天下課，我都會到你們家去，和你一起做功課。你還記得嗎？

後來我走了。我在雲南工作了一段時間，再後來去了重慶，最後我調到新華社工作，做了新華社駐外記者，到國外工作，去過日內瓦、巴黎。

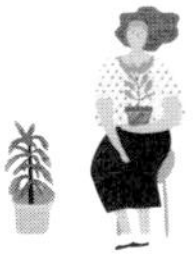

我知道你後來做了小學教師，結了婚，一直在家鄉工作。上次我回家鄉沒有見到你，真是很遺憾。希望下次回家鄉，我們能見個面。多多保重！

陸明珠

二〇一三年八月二十七日

接著，我又用錢媛的口吻給媽媽寫了回信：

親愛的明珠：

我是錢媛。接到你的信，我太高興了！很多年沒有見到你，你身體好嗎？我們年紀大了，一定要多多注意身體！

想起小時候，一放學你就會到我家來，咱倆一起做功課。你的數學是第一流的（我念到這裡，媽媽露出得意的神色，那是她永遠的驕傲）。有時我們還一起吃好吃的（我問媽媽：錢媛的父母喜歡不喜歡你？老媽又說「一般來說……」，然後說，她爸她媽不管我們）。

家鄉變化很大，成了全國著名的服裝城。

下次我給你寄點家鄉的燻魚、毛豆乾、肉鬆，你一定會非常喜歡吃。

希望下次你回家鄉，我們能好好聚聚，在方塔公園喝茶（我念到這裡時，媽媽笑了），去山塘涇岸尋找我們童年的足跡（這是媽媽家老宅所在地。我問她錢媛家在哪裡，她說不是山塘涇岸，我又問她「是狀元巷？」，她搖頭。「是書院街？」她重複了一下「書院街」，我無法判斷「是，還是不是」）。

錢媛

二〇一三年八月二十七日

去信和回信的日期，究竟該寫哪天呢？我想了想，反正都是假的，所以就都寫了當天的日子。我想，應該給這樣假想的通信取個名字，比如戲仿褚威格的小說《一個陌生女子的來信》，就叫《一個糊塗女人的來信》？

至於對方會怎樣稱呼媽媽，我也一再求證。我問媽媽，錢媛是叫她「陸明珠」，還是她的小名「小潼」，或者還有什麼暱稱和外號。但所有的問話，媽媽一概回答「一般來說……」，我專心地等她說出「來說」的是什麼，可是她就沒有下文了，所以我只好選擇比較保險的稱呼。

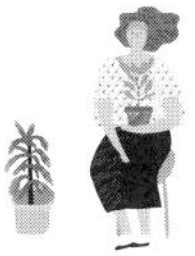

離開媽媽家的時候，我故意沒有收起這個大本子，我希望她也會像那個朋友的爸爸一樣，沒事的時候就翻開看看。不過我很懷疑媽媽是否會看，可能我這樣做已經太晚了，因為她的認字能力似乎也沒有保留多少了！

不管怎樣，我還是會寫，以外公的口氣寫，以外婆的口氣寫，以大阿姨的口氣寫，相信這些信還是能讓媽媽感到溫暖、安慰、被人關心關注吧！

（但最後，我沒把和媽媽玩的寫信遊戲繼續下去，也許是我覺得這個遊戲已經超過媽媽現在擁有的能力了，**與其說是在和她玩，不如說是我在和自己玩，是我自己安慰自己吧。**）

（初稿於二〇一三年八月二十七日）

11

媽，對不起，我要逃跑了

委屈在我心裡翻騰，
吸去了我的能量。

本打算吃完晚飯，伺候媽媽睡了再悄悄回自己家的，但下午四點多，我突然不想再留在媽媽家了，心裡有一種強烈的逃離衝動。

小楊阿姨勸我吃了晚飯再走。我說我想回家，我覺得在這裡我只能耗著，不能讀書不能寫作，讓我心煩。

小楊阿姨說，你已經很有成就了……

我聽了更加生氣。這和成就有什麼關係？我只是喜歡和習慣了讀書、寫作而已，它們只是我的一種生活方式。現在，為了老媽，我常常得放棄我喜歡的生活方式。有時，我甚至覺得我的精神生命可能也要荒蕪了。

這種掙扎和痛苦，小楊阿姨是無法理解的。

我怕的其實不是陪著老媽，而是怕「耗著」，什麼也不做地耗著，讓時間，寶貴的時間，寶貴的生命，就這麼一點點地耗盡。

跟小楊阿姨說好，一起帶媽下樓散步，我藉著要上銀行和她們分了手。雖然老媽不斷地望向我，那眼神分明在說「你要去哪兒？」，我還是硬著心腸走掉了。

我怎麼了？我為什麼突然產生了這麼大的情緒？

我知道委屈仍在，我仍然無法超越它們，我仍然期待老媽能理解我的不易，能不再對我發脾氣。

是的，她總是想用她的脾氣讓我們內疚，讓我們順從，好像在這個家裡，只有她一個人是有權利生氣的。在她患病前是如此，在患病後也是如此。

而「逃跑」，可能也是我處理不了自己的情緒時，一貫的應對模式吧。

其實，我來的時候是做好了準備，用一整天的時間來陪媽媽的。從我自己家到媽媽家，單程一個半小時。為了節省時間（在我看來就是節省生命，畢竟我也進入晚年了），我會盡量在需要外出那天去媽媽家。

前天晚上，妹妹約我一起看由作家老舍長篇小說改編的舞台劇《離婚》。看完後，我直接回媽媽家。媽媽和小楊阿姨都睡了，我悄悄地開門、洗漱，她們一點兒都不知道。

清晨，下了雨。惱人的暑熱終於過去了。在網路上看到一條消息：玉淵潭公園出現了穿綠馬甲的大黃鴨。我動了帶媽媽去看的念頭。

有我照看老媽，小楊阿姨就可以去買菜。她走後，我也帶著老媽下樓。

真是天助我也，一下樓，就看見來了一輛計程車。我牽起老媽的手快步走過去上車，直奔玉淵潭西門而去。我打算和去年一樣，帶老媽從西門走到南門。如果老媽累了，出了南門再叫一輛車回家。

一進公園就看見那隻山寨版的大黃鴨，穿著綠馬甲，後面還跟著一串綠鴨蛋。說實在的，這個創意很一般吧，還容易讓人說侵權。

「一會兒這樣，一會兒那樣！」媽媽氣哼哼起來。

我知道她的意思是在指責我們要她「一會兒這樣，一會兒那樣」，讓她無所適從。有些時候，她鬧彆扭使事情無法進行時（比如不能洗澡），我們會說「那就這樣吧！」，但是「那樣」也進行不下去時，我們也會再想辦法。從來不願意聽命於人的媽媽，現在卻要按照我們的「指示」，才能順利地完成洗臉、刷牙、洗澡、吃飯等日常事務，**那種不能自我掌控的感覺會讓她感到憤怒。「一會兒這樣，一會兒那樣」，就是在表示她的憤怒。**

她開始拍門、拍床，表達她的不滿。

雖然知道她是病人，這是她病態的表現，但我心裡的火苗還是一下子點著了。我心裡在說：「我犧牲了自己的生活來陪你，你一點都不知道珍惜！」

委屈在我心裡翻騰，吸去了我的能量。突然一下，我就覺得興味索然，情緒低落，再也不想在媽媽身邊待著了……

我不知道自己何時才能超越這個委屈。我彷彿可以聽見無數的人這樣教育我：

她是病人，你不能把她當成正常人來對待。

她是你媽，她生了你、養了你，現在她生了病，你應該放下一切來陪她。

她還能活多久啊，你的日子長著呢。有什麼放不下的？

我討厭這些貌似正確的聲音。我不是聖人，我受不了這種沒事找事、假裝耐心、雞同鴨講、沒完沒了的陪伴了。我想閱讀，我想寫作，我想備課，我想有精神上的交流……為什麼我要為一個精神上已經荒蕪的人犧牲我的創造力？

委屈，真的很委屈。

為什麼不把她送安養院？一個星期去看望兩三個小時，肯定在護理人員眼睛裡就算得上是個「孝順孩子」了。

但**只有貼身地照顧過失智症患者，你才知道他們有多少無法表達的需要。**進了安養院，她要尿了，能找到馬桶嗎？她不會刷牙了，有人能給她示範嗎？她半夜起來，有人能哄她再睡嗎？看著老媽望著我的眼睛，我知道雖然她常常會把我當作「媽」，當作「大姊」，但還是知道我們是一家人。離開了自家人，她會不會覺得被拋棄在一個完全陌生的世界上？

我原來一直想，等到媽媽認不出我們了就把她送安養院吧，那時她可能也不會難過，反正認不出了嘛。但實際上，她是一會兒清楚一會兒糊塗，而且自家人和非自家人，她還是有感覺的。儘管小楊阿姨已經照顧她好幾年了，也很用心，但旁人（比如小楊阿姨的女兒）還是可以看出，我們在身邊的時候，媽媽的情緒會更好些。

也許，也許這就是我的功課吧。不知道哪一天，我真能修煉到放下自己的委屈，全心全意地給她當好「媽媽」。

（初稿於二〇一三年九月七日）

【照顧失智家人】

貼近失智者的內心世界：觀察及解讀當他們流露情緒和情感時，有什麼行為、言語表現。

比如以拍門、拍床表達不滿，說「一會兒這樣，一會兒那樣」是表示憤怒。

【照顧自己】

接納自己的內心世界：藉由「我怎麼了？」「我為什麼突然產生這麼大的情緒？」的自問自答，去看見自己的掙扎和痛苦、害怕與委屈。

我們不是聖人，就算產生逃離現況的衝動，也請理解，或許這只是我們處理不了自己情緒時的應對方式之一。

12

我和老媽終於有了「肌膚之親」

我輕拍著媽媽消瘦的腳踝，安撫媽媽，
就像女兒小時候，我輕拍著，哄她入睡一樣。

很睏，一夜未眠，惦記著在舊金山拖著行李轉機的女兒，擔心她略微超重的行李是否會被「嚴格」的美國人卡住，擔心兩個小時的轉機時間，她是否來得及把行李從國際航班取出再辦理好國內航班的託運……睜眼到快凌晨三點，距離下一班航班起飛大約只剩下二十多分鐘時，終於收到了她的訊息：「已到登機口，安心。」

是的，我該安心了，可以安心地去睡了，但偏偏睡意不知道跑到哪裡去了。我從床上起來，把女兒的被套扔到洗衣機裡，重新上床，輾轉反側了好久總算迷糊睡著了。六點半醒來，起身。七點過，收到女兒訊息，已經到紐約紐華克機場，和她的表哥勝利會師了。

早飯後，我和先生這對剛剛空巢的父母，立刻像調頻收音機一樣，從為人父母轉換到身為人子的頻道，奔赴自己父母家中。

我們先去了女兒的爺爺家。為了讓我們多一點和女兒相處的時間，先生的妹妹在此「值班」已經半個月有餘，先生要去替換她了。

之後留下先生照顧他的父親，我一個人頂著太陽往媽媽家趕。小楊阿姨的女兒今天走，我希望多給她們母女一點相處的時間。我剛剛送走自己的女兒，雖說不是撕心裂肺，也是難捨難分，咱們將心比心吧。

到家，握著媽媽的手坐在沙發上，「聊天」，也就是聽她用AD語嘮叨。**聽，就全心全意地聽，偶爾我會插進一些提問，讓她感覺到我關注著她，對她說的有興趣。**就這麼聊了四十多分鐘，相當於一節課的時間。如果有別人在場，一定覺得我們母女兩

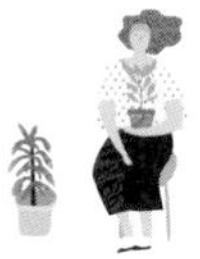

個聊得很起勁，殊不知，我完全聽不懂她在說什麼啊！

午飯後，小楊阿姨和女兒出去買東西了，我陪著老媽。老媽通常是不睡午覺的，但是今天我覺得我需要睡午覺，且一部分的心還在女兒的身上，要繼續聽老媽講AD語，有點心理疲勞，聽不進去了。

但是，如果我自顧自睡去，沒人去關注老媽，她肯定就會不高興、就會發脾氣，我也睡不成。怎麼辦？

既然她最需要的就是感到有人關注她，那我就想個辦法，能讓她在關注中安靜下來吧！

於是哄她上床，在床頭墊好靠墊，讓她半坐半躺，發給她半份報紙。然後我在另一頭放好枕頭躺下，拿起另外半份報紙，告訴她，「現在是看報時間（做了一輩子新聞工作，看報是她多年的習慣），咱們看看今天都有什麼新聞發生。」

當然這是哄不住她的，因為她已經退化到雖然還能「認得幾個字」（借作家張大春的書名），但無法理解這些字詞之間的關係，也就無法理解句子的含義，因此也不可能讀懂報上的文章了。

在這張她平時睡的單人床上，我選擇和她對頭躺著，不光是因為床的尺寸小，我還

「別有用心」：這樣我可以觸摸到她的腿，可以輕輕地撫摸和拍打她，好讓她感到安心，不會「鬧」。

我就這麼輕輕地摸著媽媽消瘦的腳踝，每當她發出一些聲音表示煩躁時，我就會改為有節奏地拍打，就像女兒小時候哄她入睡時一樣，只不過那時是把女兒抱在懷裡，輕輕地拍著她的後背。

媽媽真的就安靜下來，不再出聲。我悄悄抬頭去看，發現她已經睡著了。

我也放下報紙，希望能睡十分鐘八分鐘，但是，但是我就是睡不著。這些天來睡眠一直不好，也許這是與女兒分離的身心反應吧！

幾天前，特地帶即將出國留學的女兒回爺爺家和外婆家告別。我們心裡都知道，這一別也許還能相見，也許就見不到了！女兒和外婆告別時，突然伸出右手，輕輕地撫摸外婆的臉頰，瞬間眼淚嘩嘩流下。外婆似乎有些明白又有些不明白，她喃喃地說：

「都是這樣，我也是一個人在外面……」

看到女兒撫摸外婆的這個溫柔的動作，我也流下淚來。但除了離情與傷別，我心裡

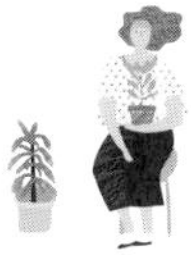

還有更複雜的感受。

我不曾記得媽媽對我有過這樣親密的愛撫。擁抱？親吻？摸摸我的腦袋？摟摟我的肩膀？拍拍我的背？好像都不曾有過，至少在我的記憶裡沒有。

當然，她肯定是抱過我的，有小時候的照片為證。那是在重慶，我不到一歲的時候，而且照片上的媽媽是笑的。

一歲零九個月的時候，爸爸媽媽調到北京，進外交學院學習，準備將來出國工作。我被送到了外婆家。快五歲的時候，父母將我接回北京，送進幼兒園。還沒等我和他們「混熟」，他們就消失不見了——他們背負著重任，去到那些對他們而言遙遠而陌生的國度工作了。於是，我成了真正「全托」的孩子：不僅晚上住在幼兒園裡，而且週末和節假日其他小朋友回家的日子，我也都待在幼兒園裡。

等到我十歲時，媽媽回國生妹妹，她已經變成一個陌生人：她穿著從國外買回的無袖洋裝，燙著一頭鬈髮，時髦張揚，我甚至羞於和她走在一起。

接下來，一家人在社會的動盪中惶惶不安，離多聚少。我十五歲離家後，媽媽寫給我的信，基本上都是囑咐我好好學習，不帶私人感情。

我和我的失智媽媽

照顧好失智家人，並照顧好自己

我長大了，自然不再像小孩一樣渴望媽媽溫情的擁抱和觸摸，但內心深處，我猜這分渴望不曾熄滅。哪個孩子不渴望得到媽媽的愛呢？而**溫柔的撫觸，正是這愛最自然、最真摯的表達。**

後來，媽媽得了失智症，開始漸漸失去日常的生活能力。當我們發現她在冬天用熱水擦澡，而不是淋浴時，我意識到她已經不會用熱水器了。於是，我和妹妹開始幫她洗澡。

幫媽媽洗澡，讓我開始觸摸到她的身體。我不知道，命運這樣安排，是否要藉著病魔來打破母女間僵硬的界限？

開始的時候，我似乎只是在完成洗澡這件「事」，媽媽的身體對於我來說，可能並不比一件東西更加寶貴。我們彼此都很陌生，在沒有必要時，我不會輕易地觸碰她。很長時間，我僅僅是替媽媽擦洗後背，別的地方都是她自己洗。

慢慢地，好像有一種不同的感覺產生了。

開始幫媽媽擦背時，我會感嘆，快八十歲的人了，皮膚還這麼光滑、這麼有彈性。漸漸地，這個飽滿豐潤的女人的後背，一天天失去了光澤、失去了水分，皮膚下的肌肉在不知不覺間萎縮了下去，皮膚上開始有了一條條的褶皺……

觸摸著媽媽乾枯消瘦下去的身體，那種一點點滋生出來的感覺，或許應該叫做「憐惜」吧。

就像樂譜中標註了漸強記號似的，這憐惜每每在我為她塗抹潤膚露時，開始變得強烈。我的手撫觸著媽媽的身體，一點點把潤膚露塗勻，再輕輕地揉進她的皮膚裡。我好像已經不再僅僅是為了減少皮膚的乾燥而為她塗潤膚露，也在把我的憐惜之情一點點地揉進這個軀體中——對於我來說，它已經不再那麼陌生、不再是一個「打理」的對象，而是一種可以激起並投入一些情感的存在。

媽媽能感覺到我的憐惜嗎？她喜歡這樣的撫觸嗎？

她從來沒有說過，沒有表達過喜歡，也沒有表達其他的情感。只是，很長時間，她都拒絕讓小楊阿姨幫她洗澡，似乎幫她洗澡是我和妹妹的專利。而大多數我們給她洗澡的時候，她都表現得「很乖」。

在媽媽漸漸衰老，還沒有患失智症的時候（或者已經患了但我們還沒有察覺），我就常常想在過馬路、上台階的時候拉她一把，但通常她都會甩開我的手，好像那是對她的不信任。她從未主動地挽過我的手，更別提「勾肩搭背」這種親密的行為。而我和我的女兒卻一直很親密，她二十幾歲了，出門時仍然會和我牽手。

牽手，一個無比簡單的動作，裡面包含著相互信任、共同分擔、彼此支持，傳遞著親密、溫暖和愛，是給予，也是得到，這是多麼美妙的情感表達啊！

我知道不能怪媽媽，她一定是小時候缺乏這樣的經歷，才把情感壓到內心最深處看不見的地方。

不管怎樣，就讓我牽起她的手來吧。在她變得步履蹣跚之時，在她忘記來路、忘記歸程茫然一片之時，讓我牽起她乾如枯枝的手，慢慢地走，慢慢地走，走回她的童年記憶，走向不可知的未來；讓我手中的溫熱，慢慢地焐，慢慢地焐，焐熱這顆缺少情感滋養的心吧……

學習心理輔導時，我的導師香港中文大學教授林孟平告訴我們一句話：Counseling is touch life，她把它譯為「心理輔導就是撫觸生命」。我很喜歡「touch」這個單字，它可以譯為「碰」、「觸碰」、「接觸」、「觸到」、「打動」。有了「touch」這個動作，原本沒有關係的雙方，就建立起了連結。當然，這樣的touch應該是無比溫柔的。

人們喜歡說「血濃於水」。但所謂的親情就是血濃於水嗎？我一直不怎麼相信。我想，如果沒有日復一日共同的生活，如果沒有在生命某個階段的相互扶持（爸媽對孩子的照料，孩子對爸媽的照料），如果沒有身體上的親近、沒有帶著憐惜和愛意的撫

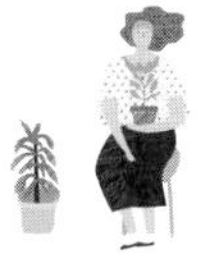

觸、沒有touch，即便是親人，也難以建立起深情。如果說，counseling is touch life，那麼，在親人之間，touch本身也具有一種安撫和療癒的作用吧？

也許，媽媽的衰老，媽媽的失智症，就是上天賜予我們的一個機會。讓我們透過對她身體的照料——這最自然而然的touch，去彼此連結，讓溫暖在心中慢慢地升起，就像初升太陽的光芒一點點地漫過無邊的大地。

（二〇一三年九月四日）

【照顧失智家人】

1專注傾聽：聽他們說（聽不懂的）話，偶爾並插進一些提問，讓對方感覺到你對他們說的有興趣。既然他們最需要的就是感到有人關注，我們就想辦法讓他們在關注中安靜下來。

2溫柔撫觸：撫觸，是最自然、真摯的愛的表達。「牽手」，這個無比簡單的動作，代表了相互信任、共同分擔、彼此支持，傳遞了親密、溫暖和愛。

13

歡迎你到我家來玩啊

當她無法在生活中定位自己的時候，
也許周圍的人就成為她獲得存在感的救命稻草？

「歡迎你到我家來玩啊！」這是媽媽今天上午第三次對別人這樣說了，而且是笑容滿面地說的。

說實話，我被雷到了。這是我媽媽嗎？——那個不喜歡、不願意與人往來的媽媽？不僅我發現媽媽變了，就連院子裡的叔叔阿姨也發現了。他們對我說：「過去在路上遇見你媽，她是不說話的。現在她真的不一樣了，見人就會笑，真好，真好！」

面對媽媽的變化，真是百感交集。

在帶媽媽去北醫精神衛生研究所看病後，我們就知道了，最能有效減緩失智症發展的方法是人際互動。

但是該怎麼增加媽媽的人際互動呢？

觀察老媽家大院的那些老人，**在退出職場後，「嗜好」，為很多人打開了新的社交往來途徑**。但媽媽除了看報這個無須與他人來往的嗜好外，好像就沒有別的嗜好了。

她不喜歡任何一項體育運動、任何一種藝術活動，所以她不會和別人一起鍛鍊身體，更不會加入跳舞的行列，也不會去老年大學畫畫。或許反過來，正是因為不喜歡和人打交道，她才不喜歡參加文藝、體育活動？甚至連打麻將這種令大眾成癮的活動，都吸引不了她。曾經有幾位阿姨拉著她打麻將，但當一位阿姨住進安養院後，這個組合也就風流雲散了。

「你不能到社區活動中心再找別人一起玩麻將嗎？」我曾這樣問她。

「他們那些人，我不想和他們在一起。」

「他們那些人」，是媽媽的口頭禪，直到失智症發展到晚期，她都常常會說「他們那些人」，語氣中總是帶點不屑。我們都能讀懂，在媽媽的詞典中，「那些人」通常是指文化程度低的、「水準不夠」，自然也是她不想來往的。也許，她需要透過把自己和「那些人」劃出界線，來獲得心理上的優越感吧。

學過心理學的我知道，這不是老媽多麼傲嬌，而是童年心理創傷的刻痕。一個人不喜歡、不善於與人打交道，往往是因為童年早期沒能與重要他人[6]建立起健康的依戀關係。迴避人際交往，也能帶來「好處」，就是保護自己脆弱的自尊。真的，人際往來，這個在生活中缺少不了的行為，既需要有一些冒險的勇氣，也需要能夠理解他人的感受，還需要能用不傷害的辦法表達自己的感受和需要。這些能力的發展，都需要一個心理基礎，即在嬰兒時期與照顧自己的重要他人，形成安全型依戀。

雖然不知道媽媽小時候都發生過什麼，但毫無疑問，她沒有和她的父母形成安全型依戀，讓自己的同理能力、正面表達自己需要和感受的能力，以及冒險精神成長起來。到了晚年，她更是為自己築起了一道牆，除了上街買菜、回家看報、一年參加一兩次老同事的旅遊、偶然應邀參加個老同事或老同學聚會（她從來不是發起人），就再也沒有什麼人際互動了。

可以想像，**終日過著自己平靜而單調的生活，她大腦的神經細胞缺乏足夠的刺激，**

就開始消極怠工了……

那麼，往事已矣，來者可追嗎？

我對此從來不抱希望，所以當她出現這些與人友好的行為時，我是又驚喜又詫異：為什麼在路上遇到無論認識或不認識的人，她現在常常會露出笑容了呢？甚至昨天散步時，為了找一段平整、寬敞、行人少的路，我把她帶到了馬路對面，她居然說：「怎麼看不見人呢？老的少的，男的女的……」難道她居然想和人相遇了？

我猜，是記憶衰退、智力衰退，讓她愈來愈覺得世界變得陌生，從而產生了一種恐懼感。當她無法在生活環境中定位自己的時候，也許周圍的人就成為她獲得存在感的救命稻草？**在這個日益陌生的世界中，用他人作為自己的座標，或許可以幫她找回些許記憶，知道自己是誰、自己是在哪裡。**

又或者，記憶衰退、智力衰退，讓她過去對人心存的恐懼感減退了，看到和自己有幾分

6「重要他人」（Significant Others），心理學概念，指在個體社會化及心理人格形成的過程中，具有重要影響的具體人物。

相像的人形動物，她反而會感到親近和好奇？特別是那些看上去有些眼熟的人、年齡和自己差不多的人、主動和自己打招呼的人，會更讓她感到親切，產生去接近的渴望吧？

哈，答案在她的腦海深處，別說我，我想研究失智症的專家們也無法確定。我且把老媽的這種變化作為一個個案記錄下來，說不定能為他們的研究提供一點思路呢！

好吧，暫且不管原因是什麼，老媽，只要你露出笑容，只要你表現出一點點想要與人互動的願望，我都會停下腳步，讓你和別人說說話。雖說你已經不能完整地表達自己的意思，雖說別人唯一能聽懂的大概只有一句「下次請你到我家來」，但這分發自生命最深處的熱情，不也是很美嗎？

更讓我喜出望外的還在後頭呢！

有一天，我帶老媽下樓散步回來，路過小花園，有幾個老人家正跟著錄音機播放的音樂跳舞。太陽正好，音樂歡快，有認識媽媽的老人熱情地邀請我們，「來，來跳舞吧！」我拉著老媽走進跳舞的人群當中，帶著她跳起舞來。一步，兩步，再轉個圈；再來，一步，兩步，再轉個圈……老媽沒有抗拒，相反，像個孩子似的笑了，周圍的阿

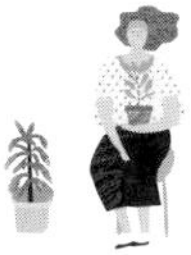

姨們都鼓起掌來。

阿姨用手機幫我們拍下了照片。晚上，我傳給弟弟妹妹媽媽跳舞的照片，附帶一篇「新聞報導」：小花園晚報今日頭條【記者老書蟲報導】今晚，太陽從東邊落下了，八十三歲的陸阿姨破天荒地加入了大媽們的廣場舞。陸阿姨是失智症患者，已經發展到將女兒當媽媽的階段，且她素不喜與人交往，更不善歌舞之事，每從小花園過，均如入無人之境。今天傍晚，當她在女兒的陪伴下路過小花園時，正有大媽放音樂起舞。在女兒的鼓勵下，在姐妹們的邀約下，陸阿姨欣然起舞，如孩童般天真快樂。瞬間，人們奔走相告，消息傳遍了小花園的四面八方。明天的太陽會從西邊出來嗎？讓我們期待著。

在威爾・史沃比（Will Schwalbe）寫的《最後的讀書會——媽媽教我的人生智慧》（*The End of Your Life*）[7]中，我看到這樣一段話：「我們一起讀了很多書，在醫生辨

7《最後的讀書會——媽媽教我的人生智慧》記述了一對母子共讀和對話的故事：當兒子得知母親的胰臟癌已到了晚期，生命無多時，他不知道該如何面對這件事，並自然地與母親溝通。直到偶然的一天，他們開始閱讀同一本書，同時也開啟了關於人生的對話。

公室度過了很多的時光，我感覺到我遇到的是一個有點不同的人，一個全新的人，一個思想有點古怪但非常有趣的人。我會深深地思念我的母親，也會同樣思念這個全新的人，思念這個逐漸深入瞭解她的過程。」

我想，也許有一天，我也會深深地思念這個「全新的人」，思念這個「逐漸深入瞭解她的過程」。

（初稿於二〇一三年九月十一日）

【照顧失智家人】

最能有效減緩失智症發展的方法是人際互動。當一個人退休，離開了頻繁與人往來的職場，「嗜好」便有助於開啟新的社交管道。

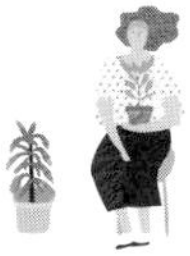

14

無聊就是無法聊

一個失智症中晚期患者，到底是怎樣談話的？

老媽的內心世界愈來愈像個「黑洞」。她一生的生命故事，她經歷過的酸甜苦辣，她現在的種種感受，都被吸進了這個黑洞。

或者是心有不甘吧，又或者是希望陪伴她的時候能找些有意義的事情做，有一天，我錄下了和媽媽的聊天過程，然後逐字逐句把它們整理出來，寫下了這篇筆記。

今天早上沒有太陽，窗外看上去灰濛濛的，估計又是中度或重度汙染，因此吃完早飯，沒有急著帶老媽外出散步。

拉她坐在沙發上閒聊，對我來說，和她閒聊是散步之外最重要的陪伴方式。不過今天我突發奇想，何不把我們的閒聊記下來呢？看看一個失智症中晚期患者到底是怎樣談話的。

天氣不好，老媽的情緒也不怎麼振作。看到她有些無精打采的樣子，我決定從夜裡開始聊起。

（註：紀錄中的「……」，表示老媽較長時間的停頓、支吾，你可以想像她嘴巴微微顫動卻說不出來的樣子。）

我：夜裡做夢了嗎？

媽：做了。（她真的明白我問的是什麼嗎？還是順著我的話說？）

我：你還記得夢見了什麼嗎？

媽：他們兩個人……

我：他們是誰？

媽：就是那些人。

我：他們在做什麼？

媽：他們吵架。（哦，能說出人的行為啊！但「吵架」這個行為的主體究竟是誰呢？）

我：他們吵架的時候，你做什麼？（我知道問不出「他們」是誰。我想知道的是，吵架對老媽有什麼影響，所以問了這句話。）

媽：我就跑出去。

我：他們吵架時，你害怕？

媽：……有時候偷偷看。……他們……一會兒……誰跟誰這個了……天熱，他們喝水。（有動詞，但主體仍然是代名詞，但是指代的對象到底是什麼呢？）

我：他們是誰啊？

媽：（指著小楊阿姨的床）不就是這個嘛。……在國內，他們主要也是……比認識的……有的時候……他們……顏色……白的……

我：他們穿的衣服是白的？

媽：穿的衣服……

我：你喜歡穿白衣服的他們嗎？（我想，如果搞不清楚「他們」是誰，不妨再從「關係」入手做些試探。）

媽：我一般……他們有的時候（指著我的小本子，彷彿「他們」就在那裡）……有的時候這玩意……（「這玩意」，又是一個代名詞！）

我：這玩意你喜歡嗎？

媽：他……剛開始他們不是兩兩的……弄這個，後來不是這個……這個就跑來跑去，後來有些人建議……（終於具體點了）

我：建議什麼？

媽：外頭不是人家……跟外頭的……白髮……

我：白頭髮？

媽：嗯，他們的腦袋有點是寶貝出來的……他們自己家裡人，說是會說……

我：會說什麼？

媽：不多，年紀小，有的（指著我的小本）你看這個……

我：這個怎麼樣？

媽：……

我：你那天要我去找我爸，是不是你想他了？（上面的談話實在無法進行下去，我想到前兩天她曾問小楊阿姨「我先生上哪兒去了」，還要我去找我爸爸，所以把話題扯到了這裡。）

媽：（笑，含糊地說）嗯。

我：我們給他寫封信吧？（我曾代替媽媽給老朋友寫信，再以老朋友的口氣給她回信，這是我和媽媽玩的一個遊戲。）

媽：這個，我覺得不是……爸爸……那時候他不是……人家給的，買這個……

我：買什麼？

媽：不知道。這邊兒，這邊兒（指著我的本子）。

我：你先生叫什麼？

媽：（沉默）不。

我：是叫××嗎？

媽：這個……

我：你還記得你們是在昆明認識的嗎？

媽：是。那時候……我這個……不怎麼去……

我：不怎麼去找他嗎？

媽：這不是……他媽媽我都……

我：見過他媽媽嗎？

媽：見過。

我：那你喜歡他媽媽嗎？

媽：不。

我：你喜歡自己的媽媽嗎？（我知道如果繼續問為什麼不喜歡「他的媽媽」，她是說不出來的。所以我把話題轉到她自己的媽媽身上，看看隨著病情發展，她在重回童年的過程中，對自己媽媽的感覺是否有變化。）

媽：那……

我：你不太喜歡他媽媽，他知道嗎？（我又覺得她和父親的關係更重要，所以又轉回原來的話題。）

媽：知道……

我：你現在還會想起他嗎？

媽：現在很少。（我覺得這似乎是媽媽極少的清醒時刻。）

我：很少想起他？

媽：嗯。

我：你們一起生活了三十多年，對吧？

媽：嗯，那時候男的女的……反正……跑家裡去，錢又花得快，一會兒來個什麼人……（裡面明顯有故事啊，可是她無法說出來。）

我：是不是他老會有同學啊、朋友什麼的來？（我父親重視友情，和家鄉的一些老同學關係很好，他們有時會來我家，但媽媽對他們不太有興趣。）

媽：有。

我：這些人跑咱們家來，你覺得煩嗎？

媽：是啊！（回答得很快，還帶著一點情緒，好像真的被說中了。）

我：你會和他吵架嗎？

媽：嗐，他們有啥？還不是這個……

我：那時候你是不是也覺得接待他們挺累的？

媽：嗐，也不見得。

我：你和爸爸在一起的時候，最高興的事情是什麼？

媽：（用手在胸前劃了一大圈）爸爸肯定都在這兒。

我：你是說爸爸在，你就高興？

媽：是啊。

我：那他是不是經常不在？（因為在國外工作等，爸爸有很長時間不在家。）

媽：他……他不是……

我：要是讓你給他寫一封信，你會告訴他什麼呢？

媽：不知道……平常他……

（看到媽媽有些厭倦了，所以聊天到此結束。）

把這些對話敲進電腦裡的時候，我的腦袋裡就冒出一個詞「無聊」——不是沒的聊，不是聊得無趣，而是根本無法聊！

過去，我對父母一輩的生活及他們的內心世界，並沒有太大興趣去瞭解，好像他們是他們、我們是我們，雖然有血緣關係，但精神上的交集很少，可能是因為我很少和他們生活在一起的原因吧。

隨著年齡增長，自己也慢慢老了，才發現對父輩的瞭解竟是那麼少，這才慢慢地產生了瞭解他們的願望，覺得他們的生命故事裡，也隱藏著我們生命的密碼。同時，也希望能和還「健在」（應該換作「活著」，因為老媽雖「在」卻並不「健」）的親人多一些聊天的話題。

可是，我想瞭解她的願望沒有跑過她的退化速度，於是，我再也無法「打撈」出那些藏在代名詞後面的人和事，再也無法知曉她生命中的故事、她的生命感覺，我們之間將永遠隔著一堵透明的大牆！

（二〇一三年九月二十八日）

之後，我把這段紀錄發到「助愛之家」。網友們的留言有的真誠，有的幽默，讓我特別感動。

•「蘇菲貓_6295」：自從老媽檢查出有阿茲海默症，我對「無聊」有了更切身的體會，暗下決心你寧可累死，也絕不無聊死！「無聊就是沒法聊」，最要命的還不是跟別人無法聊，而是跟自己也無法聊、無法自處！什麼生命中不能承受之重、生命中不能承受之輕，現在經常在腦子裡閃過的是「生命中不能承受之無聊」。

•「卯月小雨」：哎，真是深有同感。我現在和媽媽聊天也是，基本上是無奈加無語。

•「夏天的珍」：無聊，無聊，無聊也得聊。這就是我們的任務。

- 「ＡＤ守護神」：問題是別人無聊可以不聊，我們就不能了。所以人生有好多無奈，我們無奈也要能耐。
- 「活絡扳頭」：無聊就聊，聊也無聊；聊雖無聊，無聊當聊；聊無所聊，無所不聊；猶把ＡＤ當寵物，且將無聊當有聊。

「活絡扳頭」是「助愛之家」中非常活躍的人物，也常常能帶給大家很多的力量，很多的照護方法和技巧。我常常覺得他其實比我要難多了，他照顧的是自己的妻子，可以想見他所付出和犧牲的是什麼。

好吧，既然命運讓我們成為失智症親人的照護者，就讓我們無奈也要有能耐，且將無聊當有聊！

（初稿於二〇一三年九月三十日）

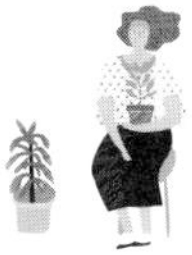

15

當我也成為獨居老人，要怎麼過？

有一天我的年紀大到生活不能自理了，
會不會把子女拖垮？

「今天是大女兒吧？你真有福氣。昨天是小女兒陪著，今天大女兒又來了！」

不知道聽到多少次老人們用羨慕的口氣說媽媽「有福氣」。的確，陪媽媽散步時，幾乎看不到其他老人有兒女陪著。是老媽「因禍得福」，還是我們「超級孝順」？其實我更覺得是前者：如果媽媽沒有失智症，還能打理自己的生活，我大概不會這麼三天兩頭往家裡跑。

陪老媽散步的時間長了，漸漸地與院子裡的其他老人也有了連結。有些是我過去就認識的，有些是並不熟悉的。

以前，媽媽很少停下來和別人交談，總是一個人踽踽獨行。但不知是隨著病情的變化，她的性格變得隨和了，還是因為有我們陪伴在旁，我們會有意識地停下腳步，讓她能和這些老人說說話，現在她愈來愈主動地與這些老朋友、老同事、老鄰居們打招呼了。我呢，也逐漸地被這些長輩接納，成了他們的朋友。這些長輩的故事，還有他們對媽媽的關心，也成為溫暖我、支撐我的力量。

L阿姨

L阿姨是我們從小就熟悉的。她的女兒和我妹妹一樣，名字中都有個「非」字——這說明我們的父母都曾經在非洲工作過。

說實話，每次散步，我都特別希望碰到L阿姨，希望看到她銀光閃閃的白髮、聽到她粗聲大嗓的笑聲、看到她騎著自行車的颯爽英姿。哦哦哦，誰說「颯爽英姿」不能屬於一個八十多歲的老人呢？而且，這個老人還經歷過很多苦難：她的丈夫自殺；她退休後，先後得過肺癌和乳癌，手術、化療統統經歷了。但開朗的性格和朋友們的幫助，讓她戰勝痛苦和疾病，在晚年的獨居生活中，保持著樂觀和活力。她每天騎著自行車出去買菜、拿藥、買報紙、和朋友打牌，高高興興地享受著人生——喜歡L阿姨，就是喜歡她身上的樂觀和活力，以及這些特質所展示出來的人的可能性。

Q叔叔

Q叔叔是個非常好玩的叔叔。小時候，我很喜歡他來我們家，因為他特別能開玩笑，他一來，我們家裡就會充滿笑聲。

Q叔叔是爸媽的老同事，他們曾一起在國外工作過。爸爸去世後的這些年裡，Q叔叔成了我們家的「雜工」，無論什麼東西壞了，媽媽都會說：「叫老Q來修！」Q叔叔也總是乖乖上門服務，好像永遠是無所不能。

也許男性不像女性這麼愛聚在一起吧，在院子裡散步時，很少看到Q叔叔。終於有一天在院子外面的馬路上碰到了。看到Q叔叔已經變得緩慢蹣跚的腳步，我心裡難免吃驚和傷感。歲月這把殺豬刀啊，不會因為你曾經帥氣、曾經風趣就放過你。

已經八十七歲的Q叔叔，好像也沒有很大的能量來開玩笑了。我問了問他女兒的情況，他囑咐我好好照顧媽媽，然後他向南，我們向北，繼續自己的行程。

是啊，人生路上的最後一段，走向死亡的那一段，作為心路歷程，即便是最親的親人、最好的朋友，都無法陪同前往……

G阿姨

G阿姨已經九十三歲了，腿不好，但天氣好的時候，每天都會自己推著助行器，從自己住的一樓，來到陽光下，在院子裡晒太陽和聊天。

G阿姨的先生已經去世了，她的獨子在美國工作，每半年回來陪她一次。這個大院中，很多人家的子女都在國外，所以也就有很多G阿姨這樣的「留守老人」。

儘管九十多歲了，但G阿姨卻沒有僱全職的家事管理員，因為她覺得「不需要」！她的家事管理員，每天都會有半天出去做計時清潔工作，G阿姨就自己在家讀書、看報。有一次，G阿姨晒完太陽要回家了，她熱情地邀請我們去家裡玩，我想反正回家也沒事，就帶老媽串個門吧，於是來到了G阿姨的家。

G阿姨和家事管理員住在同一個房間裡，這樣晚上有什麼事情比較方便。但畢竟年齡大了，家事管理員其實很害怕，怕萬一有事，自己處理不了、承擔不起。

G阿姨家有一副大相框，裡面的照片很特別，那是十七幅G阿姨的照片組合成的，上面還寫著「祝媽媽九十華誕快樂！健康長壽！」G阿姨說，那是九十歲生日時，兒子送給她的。這張合成的照片，記載了G阿姨的一生：稚氣的童年、挺拔的青年、承擔的中年、優雅的晚年……不知道G阿姨看到自己的一生濃縮在一張照片中的時候，

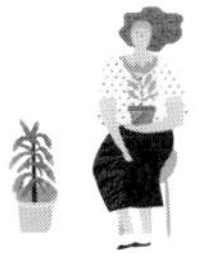

有怎樣的感覺？也許，有一天我該問問她吧！

S叔叔

S叔叔走了，在經歷了多年的病痛折磨之後。遺體告別就在離媽媽家大院不遠的醫院舉行，但思忖再三，我們沒有帶媽媽去和老友做最後一別。

S叔叔是媽媽的同事，和媽媽一樣，也曾在國外工作，是媽媽少數幾個往來的朋友之一。在經歷我爸爸去世、回國退休後的寂寞歲月裡，媽媽有時會去S叔叔家聊天。她常對我們說，S叔叔的夫人D阿姨不會做飯、不會管家，家裡總是亂七八糟的沒個樣子，什麼都要靠S叔叔。

被D阿姨當作依靠的S叔叔，終於到了靠不住的那一天，他得了帕金森氏症，漸漸地不再能夠控制自己的肢體，漸漸地不再能夠行走，漸漸地不再能夠站立……醫院，成為他家之外的家。但直到S叔叔住在醫院，D阿姨衣衫不整地到處尋找自己的丈夫，人們才意識到她也病了，她和我媽媽一樣，得了失智症。

S叔叔住在醫院裡，老幹部的照顧機構為D阿姨請來家事管理員，但是D阿姨不能理解也不能接受，總是吵著鬧著把家事管理員趕走。無論白天還是晚上，她常常在院子裡遊蕩著，尋找著S叔叔。看到她這個樣子，老幹部局無奈地把D阿姨送進了老年病院。

Ｓ叔叔出院後，老幹部局為他請了一個家事管理員。在家事管理員的照顧下，Ｓ叔叔度過了一段孤單而平靜的日子。有時我帶媽媽散步，碰到家事管理員用輪椅推著Ｓ叔叔在外面晒太陽，我會拉著媽媽過去和他說話——我想，這是Ｓ叔叔的需要，也是媽媽的需要啊。

國慶日的時候，我們按照慣例要帶媽媽到附近的飯店吃飯。那天中午，剛好在樓下看到坐在輪椅上晒太陽的Ｓ叔叔。他腿上蓋著厚厚的毯子，身上穿著乾淨的綠色刷毛外套，雖然不能行走，但還是隱隱透露出駐外記者的風範。我突然想，為什麼不叫Ｓ叔叔一起吃飯呢？他女兒遠在美國、妻子在醫院，我們何不把他當作一個家人呢？

我和Ｓ叔叔一說，他幾乎沒有任何猶豫就答應了。我想，他也希望孤寂、疲憊的生活中，能多有一點這樣的「意外」吧。

一手牽一個

有時碰到子女不在身邊、或者老伴已經去世的老人，我也會邀請他們和媽媽一起散步。其中的一個，是我小學同學的媽媽。她的老伴已經去世，我的同學和我一樣很早就離家，但再也沒能回到北京。

碰到這個阿姨的時候，我會一手牽著老媽、一手牽著她，三個人走出院子的大門，沿著街邊慢慢地走。我一會兒跟左邊這個說兩句、一會兒跟右邊這個說兩句。我能感覺到，有隻手牽著這位老人家，讓她感到特別高興。能替遠在外地的同學陪陪他的老媽，我也挺欣慰的。

在那些活到高齡的獨居老人們身上，我看到紅塵中曾經的熱鬧和喧囂，現在變成了在世的寂寞，也常常會想自己的晚年該怎麼過。我能不能像L阿姨那樣瀟灑、像G阿姨那樣通透、像Q叔叔那樣仍能助人為樂？我能不能避免S叔叔的命運？

我有時還會羨慕父母這一輩。雖說失智症找上了我的老媽，但畢竟有我們姊弟妹三個，今天你回來，明天我去看，所有事情都有人承包。而**我們身為獨生子女的父母，一旦生活不能自理了，會不會把子女拖垮？**

我是誰啊？你是你呀！

特別有趣的是，當陪媽媽散步碰到她的老同事時，他們之間會發生一些好玩的對話。有些人知道媽媽得了失智症，有時也會故意逗逗老媽，他們會先叫出她的名字，然後問她：「你知道我是誰嗎？」

老媽的失智症已經到中晚期了，我已經無法知道她是心中還有數，嘴上說不出呢，還是真的認不出對方了。不過，我實在是佩服我聰明的老媽。她居然會來個腦筋急轉彎，做出一個邏輯上絕對正確的回答：**「你是你呀！」**

（初稿於二〇一三年十月十日）

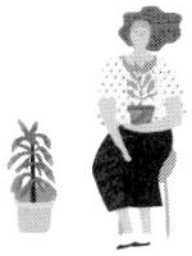

16

失智老媽的能力盤點

漸漸忘了自己是誰、身處何方的媽媽，
原來還擁有不少生活能力啊！

二〇一三年已經變成地平線上的一個小黑點，我們再怎麼招呼，她也不會回頭了。

好吧，就讓我關起門來，年終盤點。這習慣我保持了三十多年，就像原始人結繩記事似的，看看一年裡能繫幾個有意思或有意義的結，好讓生命之繩不顯得那麼平直、單調和綿軟。

不過，今年我怎麼先想到了另一個人呢？在她的大腦中，發生了某種神祕的變化，

一塊無形的橡皮擦，正以飛一般的速度擦去她的近期記憶，而且還漸漸地讓她忘掉自己是誰、自己身處何方。「我是誰？」「我來自哪裡？」「我要去往何方？」——這些偉大的生命之問，她都回答不了了。**勉強支撐著她的存在感的，是殘留的生命初期記憶和他人給予的關懷。**

我是不是可以替她盤點一下呢，既然她自己已經做不了這件事？

這個人，就是我患了失智症的老媽。

沒想到，完全沒想到，為她盤點完，我居然有些欣欣然，感到高興。

是的，這一年，失智症固然更加威武、更加瘋狂，但在我們三個孩子和小楊阿姨的精心照料下，老媽並未徹底敗下陣來。經過盤點，我發現她還擁有不少的能力啊，比如：

- 還能自己吃飯，雖然有時要餵；
- 還能自己上廁所，雖然需要被提醒、並被帶到馬桶旁；
- 還能分清親人和外人，雖然會把女兒當作媽媽、爸爸、姊姊和丈夫；
- 還能認得照片上的自己，雖然會把旁邊的外孫女叫做「年輕人」；
- 還能自己刷牙，雖然有時會把水吞到肚子裡；
- 還能自己洗臉，雖然經常要把毛巾疊來疊去；

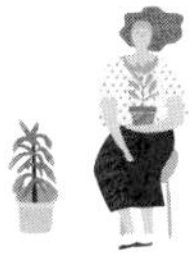

- 還能自己梳頭，雖然會把牙刷當梳子；
- 還能站著洗淋浴，雖然沖洗頭髮時不肯低頭；
- 還能自己穿衣服，雖然需要別人幫她套上；
- 還能自己疊被子，雖然疊出的是頗具創意的多邊形；
- 還能走很長的路，雖然走得相當慢；
- 還能和人打招呼，雖然對方可能是個陌生人；
- 還能吞下小藥片，雖然大的吞不了；
- 還能去理髮，雖然洗頭時有點害怕；
- 還能配合治療足病，雖然泡腳時會發脾氣；
- 還能跟著音樂起舞，雖然舞姿比較那個；
- 還能在iPad上戳兩下創作一幅抽象畫，雖然總是按了就不鬆手；
- 還能聊天，雖然說的話，別人基本聽不懂；
- 還能生氣，雖然有點太愛生氣；
- 還能露出笑容，雖然需要我們使勁逗……

哇，數一下，**老媽居然還有二十種能力啊！**

不僅如此，老媽今年還有幾項光輝業績，或許可以參加「二〇一三年感動我家的人物」評選：

一、乘坐時髦的高鐵，回老家參加了舅舅的八十壽辰慶典，和兄弟姊妹團聚，還見到了無數來自全國各地、全球各地的晚輩。

二、體重沒有繼續下降，除了腦袋磕破一次，身體基本健康，應該歸功於她每日堅持一至三次散步。

三、在樓下小花園加入過大媽的廣場舞，實現了生命中零的突破。

好吧，我們將在新年來臨那天，舉行「二〇一三年感動我家的人物」評選投票和頒獎典禮。如果不出現黑馬的話，我預計老媽會全票當選。屆時，我們將用蘿蔔刻一個別致又精美的獎盃，送給我親愛的老媽。

老媽的二〇一三，鼓掌，撒花！

（初稿於二〇一三年十二月三十一日）

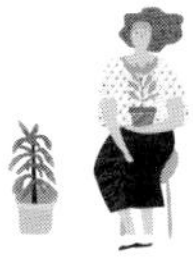

【照顧失智家人】

當失智者漸漸喪失近期記憶，勉強支撐著他們存在感的，是殘留的生命初期記憶，以及他人給予的關懷。

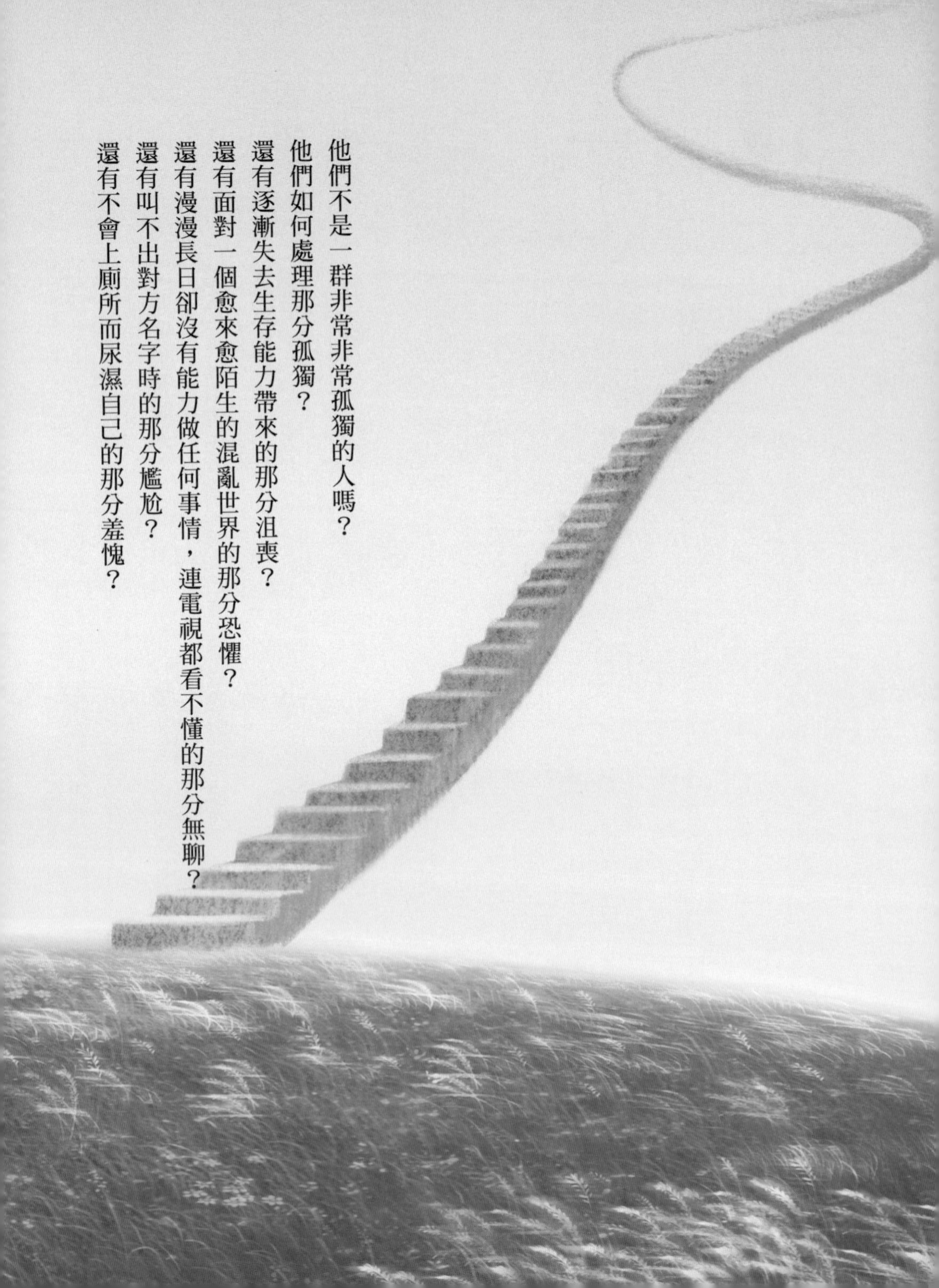

他們不是一群非常非常孤獨的人嗎？
他們如何處理那分孤獨？
還有逐漸失去生存能力帶來的那分沮喪？
還有面對一個愈來愈陌生的混亂世界的那分恐懼？
還有漫漫長日卻沒有能力做任何事情，連電視都看不懂的那分無聊？
還有叫不出對方名字時的那分尷尬？
還有不會上廁所而尿濕自己的那分羞愧？

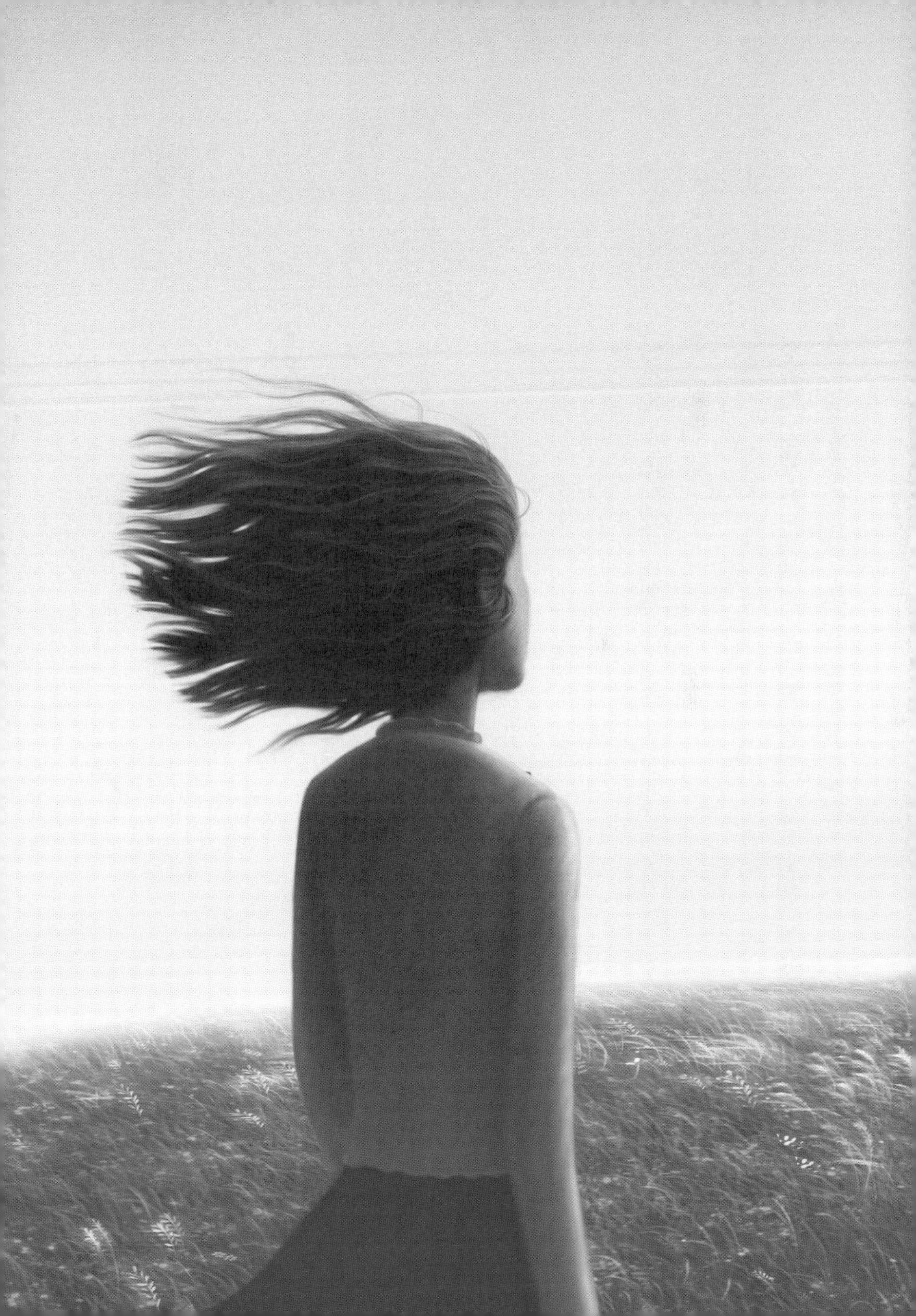

17

全天候照顧老媽

失智者沉睡著，
而能夠喚醒他們的，是我們的耐心和智慧。

過年時，小楊阿姨照例要回去老家。人家也上有老媽、下有女兒，需要回家團聚、盡責、享受天倫。

我和妹妹輪流住在家中，全天候照顧老媽。

全天候，給了我一個機會，去細細地觀察、覺知老媽的變化，看看她的基本生活能力退化到了怎樣的程度，想想之後應該怎樣應對。觀察之下，發現老媽的洗漱力、穿衣力、吃飯力、如廁力和人際力，這五項日常生活所需要的基本能力，確實在進一步衰退，不過也還沒到完全喪失的程度。

洗漱力

洗漱，是人每天要做的事情，它使我們可以保有清潔、健康和尊嚴。從童年學會洗漱後，洗漱能力就會一直伴隨著我們，直到我們再無力自己洗漱的那一天。

但失智症患者洗漱力的衰退，大半與肢體的衰退無關。在他們還能運動的時候，卻可能已經不會刷牙洗臉了！

就拿刷牙來說，老媽早已需要幫忙了：需要別人把水杯遞到她手中，再示範一下漱口和刷牙的動作，她才能完成刷牙的任務。

不過，這次過年時我發現，現在把水杯遞給她，她似乎並不明白那是用來刷牙的，有時乾脆直接把漱口水吞到肚子裡！給她牙刷，她要麼不肯接、要麼拿在手裡，臉上一片茫然，好像在說：「這是幹什麼用的？」

就此不再刷牙了？似乎不是一個好選擇。試試看還有沒有別的辦法。

既然她會把漱口水吞到肚子裡，我們就用溫開水，吞下去也不怕。然後呢，示範要更具體、更生動，比如把杯子舉起做漱口狀時，嘴裡要發出「咕嚕咕嚕」的聲音，再做吐水狀；把擠好牙膏的牙刷遞到她手裡，還要幫她舉起放到嘴巴裡，再輕輕地左右動一動。

別說，這一系列動作還真有用。重複上三、四遍，好像她的記憶開關突然一下就打開了，她開始像以前那樣動作敏捷地刷起牙來，還知道自己把嘴裡的牙膏泡沫吐出來，再用清水漱口。

當然了，她通常只漱一次就以為大功告成，我還得再把水杯遞過去，再發出「咕嚕咕嚕」的聲音，哄著她再漱幾次，最後幫她將水杯、牙刷清理乾淨。

由此看來，老媽的刷牙力並未完全消失，**它沉睡在那裡，有待喚醒。能喚醒她這個能力的，是我們的耐心和智慧。**

洗臉對老媽來說，似乎簡單一些，只要放好熱水，把毛巾放進去，她就會自己去洗，還喜歡將毛巾擰來擰去、疊來疊去。正好，就讓她玩上一會兒，我好去給她做早飯。

沒想到的是，最困難的竟然是洗漱完畢後，塗抹潤膚露。我將潤膚露擠在她的手心裡，她總是不知道下一步怎麼辦。我示範性地搓搓手心，再將雙手放在臉頰上，卻發現她的兩隻手僵在那裡，即使合上掌也不會搓動了，我只好把她的手按到她的臉頰上。誰知道，她就那麼使勁按著、一動不動地按著，直到我拿下她的手，用自己的手幫她揉開、塗勻。

為什麼這個比刷牙要簡單的動作，老媽卻忘了呢？我猜，她童年大概還沒有潤膚露這種玩意兒，抹潤膚露是她長大後才學會的。相比較之下，刷牙力形成得更早，它作為程序記憶（procedural memory）儲存在小腦中，印象自然更深吧！

穿衣力

老媽穿衣服的能力，似乎與情緒狀態有關。情緒好的時候，她可以做到自己用手捏著內衣的袖口來套毛衣，也可以我幫她穿一隻襪子，她自己穿上另一隻。但情緒不好的時候，穿衣服就成了一場戰鬥，可能還是一場兩敗俱傷的戰鬥——等勉強把衣服穿上了，她變得憤怒，我也變得沮喪。

老媽和許多失智症病人一樣，逐漸消瘦，她的羽絨衣也因此變得肥大。

今冬剛剛來臨時，我帶她到附近一家新開張的商場買羽絨衣。本來應該多試幾件的，但不多一會兒老媽就開始煩躁起來，只好匆忙挑了一件還算合身、看上去也相當暖和的，兩個人就逃之夭夭了。

我一開始還挺得意，這件新羽絨衣的袖子是縮口的，這樣即便老媽不高興戴手套，把手縮在裡面也不至於太冷。誰知道就是這道縮口成了障礙：每次穿羽絨衣，老媽都會因為手伸不出來而抓狂。最後，我只好把自己的一件羽絨衣給她，這件新的羽絨衣就留給自己享受吧。

為了減少穿衣、脫衣的難度，這兩年，我們已經把她的褲子都變成鬆緊帶的，為她買了薄羽絨棉襖以減少冬季衣服的層次，也漸漸地在她開始感到困難時幫助她穿脫，特別是在如廁前後。

當老媽和她的衣服較勁，比如死活都找不到袖子時，我常要提醒她「放鬆一點，別著急」，這樣她才能重新建立起胳膊和衣袖的關係。

老媽清醒的時候，會努力將衣服一層層拉好。當然，**在她完成這些「高難度」動作的時候，我們要有足夠的耐心，允許她自己去做，而盡量不越俎代庖，免得她徹底喪失掉穿衣力。**

吃飯力

吃是一種生存的本能，但是對於失智症患者來說，慢慢地連吃飯的能力也會喪失，而且據說到了末期，甚至會忘了如何吞嚥，想想就感到很恐怖。

所以，感恩吧，在馬年到來的時候，老媽偶爾還能自己吃完一頓飯，是一整碗哦！

但，真的是偶爾了，大多數時間，她吃到一半就不耐煩了，需要我們餵剩下的一半。

為什麼會不耐煩？

我觀察老媽吃飯，覺得她真是不容易。對於我們來說，吃是又容易又享受的事情，但是**她需要調動全部的注意力，才能用筷子把飯菜一點點地送到嘴裡。**所以，愈是到後來，老媽吃飯的神情愈專注，基本上眼睛都盯在自己的碗裡，間或抬頭看看還有什麼菜，從盤子中夾上一筷子（當我們發現她已經無法做到可以將不同的菜夾到自己碗裡後，我們會幫她把菜夾到碗裡）。

每每看到老媽自己夾菜，我心裡都會感到欣慰，這說明她不僅還有欲望，而且還有滿足這個欲望的能力。

老媽艱難地將飯菜一筷子、一筷子地夾起，送到自己的嘴裡，就好像一個小孩子要用筷子將豆子一顆顆夾起一樣，對她而言是挺費力的。本來，人在經過訓練後，用筷子吃飯的動作已經變成了一種下意識，就像走路時我們不需要思考，就會自動地交替邁出左右腳一樣。但當大腦退化時，用筷子這樣的動作，會不會需要有意識地才能做好，因此會耗費掉大量的能量？也許，這就是讓她不耐煩的原因吧？

我們也嘗試過給她換成用湯匙吃飯，但老媽似乎對湯匙沒有興趣，建立不起與湯匙的感情來，呵呵。

當然，老媽吃飯時早已經會將飯菜掉落一身了，因此不記得從去年哪一天起，我們會在飯前給她戴上一條做飯用的圍裙，這樣衣服就不會髒了。這條圍裙，也是她重返童年的標誌物吧。

如廁力

本來以為，在二〇一四年到來前，老媽就會喪失如廁力了，因為她已經有過幾次遺尿了。我們也以積極備戰的心態，買了大包的成人紙尿褲和鋪在床上的防尿墊。

但是！但是老媽的情況比我們預期的好很多！細心的小楊阿姨很快掌握了老媽的小便頻率，到了差不多的時間，就會把她帶到廁所，幫她褪下外褲，她就會自己褪下內褲，坐在便桶上完成小便。

夜裡呢，小楊阿姨就比較辛苦了，會在三、四點鐘的時候起來叫老媽小便。這裡面也很有學問：叫早了，她沒有尿意，死活不起，還要發脾氣；叫晚了，她可能已經在床上自行解決了。不過摸到了規律的小楊阿姨，居然就沒有讓老媽再尿過床！這真是偉大的成就啊。因為我想，**雖説老媽已經退化到了這步田地，但尿濕褲子，她還是會有不好的感覺吧？這不好的感覺不僅是生理上的不適，也會是自我心理上的沉重打擊。**為了表彰小楊阿姨的付出，過年時，我們特地給她發了獎金。

小楊阿姨不在的日子裡，老媽仍然保持了不尿褲子、不尿床的紀錄，這當然是我們姊妹兩個悉心照料的結果。

不過，老媽的大便著實很讓我們焦慮。**老年人都容易便祕，而失智症老人不能表達自己的感受，更容易便祕。**一段時間以來，透過我們自創的「雞尾酒」療法（乳果糖〔Lactulose〕＋優格＋蜂蜜＋蔬果），老媽基本上兩三天大便一次，且「質優量足」。至於大便的時機，則要透過細心的觀察、聆聽才能把握住——當她把手放在肚子上，眉頭皺起來，並且不斷排氣時，可能就是要大便了。這時，帶她去廁所讓她坐好，再像給嬰兒把屎一樣在旁邊發出「嗯嗯」聲，就有可能大功告成。

不過，小楊阿姨走後連續三天，老媽居然都沒有大便，真是把我急壞了！我幫她揉肚子，多次帶她去廁所，使勁地「嗯嗯」，居然全都不見成效。這可怎麼是好？大過節的，我可不想帶她去醫院灌腸啊。

終於在午飯之後，觀察到了某種大便欲來的氣象，趕緊帶老媽去廁所。這回，怎麼也得想辦法讓她拉出來。我搬了張小椅子坐在便桶旁邊，一邊賣力地「嗯嗯」，一邊支起耳朵聽：恍恍惚惚地，似乎真的聽到「黃金」落水的聲音！我問老媽，「拉出來了？」她居然點點頭。我說：「好，不著急，咱們慢慢拉！」

待老媽完成大便這件大事，起來一看，可真是壯觀啊（以下略去三十字）……

我鬆了口氣，趕緊給弟弟妹妹發訊息報喜：特大喜訊，老媽終於大出來啦！

交往力

記得二〇〇七年帶老媽到北醫精神衛生研究所看病時，于欣大夫反覆叮囑：**要延緩病情的發展，最好的辦法是「人際互動」！**

有意思的是，我們誰都沒想到，原本不喜歡與人往來的老媽，隨著病情的惡化，反倒願意接觸人了。下樓散步，不管碰到認識或不認識的人，她都開始點頭微笑。不只一個叔叔阿姨告訴我：你媽媽變了。過去很少見她笑，跟誰都不打招呼，現在見到人她就笑！

當然，遺憾的是，雖然媽媽願意和人有互動了，但是除了微笑和說些別人不能理解的話，她的「社交倉庫」中已經沒有其他存貨了。

媽媽的微笑，為她帶來了回報。現在，在院子裡、院子外散步，幾乎每個認識她的叔叔阿姨（他們也都是步履蹣跚的老人了），都會走過來向她問好，有的人還會拍拍她、握握她的手，連大門口的保安見到她，都會走出崗亭來和她打招呼。看著這樣的場景，不知道老媽是否內心感到很溫暖？反正我是被溫暖了的。

認知的退化，似乎讓老媽在情感上回到了青春期，因為我們發現，只要碰見異性，不管多大的年齡，不管認識不認識，她都想和人家搭話。有一次，她看到幾個年輕人在路邊抽菸，就走過去對著他們喊：「嘿，你們吃什麼好吃的呢？」年輕小夥子們嚇了一跳，我趕快用手指了指自己的腦袋，示意他們是我老媽糊塗了，然後拉著老媽離開。老媽倒是沒什麼反抗，回頭看了幾眼，就乖乖地跟著我走了。

好吧，二〇一四年過年時，我的老媽就處在這麼個狀況——**基本的生活能力還沒有完全喪失，但卻需要我們更加細心、更加耐心地去陪伴、去照顧。**就讓我們這家人，且喜且憂地繼續生活下去吧。

（初稿於二〇一四年二月六日）

【照顧失智家人】

1日常活動，對於細節的考慮，更有彈性，並且生動、具體地重複示範。比如刷牙：牙刷擠好牙膏後，放到他們手中，並且幫忙舉起牙刷放入嘴裡，再輕輕地左右動一動。漱口水不裝生水，而是溫開水，就算吞下去也不怕。示範如何漱口時，同時發出「咕嚕咕嚕」聲，再做吐水狀。如此重複示範三、四遍。

2在失智者完成「高難度」動作的過程中，我們要有耐心，讓他們自己去做。盡量不什麼事都幫忙做，免得他們徹底喪失生活能力。

3細細地觀察、覺知失智者的變化，注意他們的基本生活能力退化到了怎樣的程度，預先設想之後應該怎樣應對。

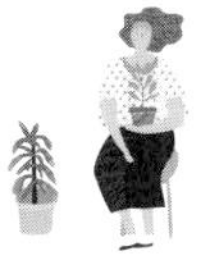

18

那個被「冰凍」的小女孩

陪伴的過程，讓我思考媽媽和我的關係、媽媽和她自己的關係，以及媽媽和世界的關係。

昨天夜裡，媽媽睡得很好，早上七點多鐘起來上了一次廁所後，又重新睡下，很快便開始打呼。九點鐘，我走進她的房間，坐在沙發上看書，等待她自然醒來。

沒過多久，我看到她睜開眼睛了，而且很快就自己坐了起來。最令我驚訝的是，**她滿臉都是笑容，是那種「開花」狀的笑容，是以欣喜迎接一天的笑容，是滿足且安全的笑容，是像孩子一樣純真的笑容！**

我內心被深深觸動了。

因為，我從小就很少看到她的笑容，更很少看到這樣大大的、發自內心的笑容。

這個令我難忘的笑容，對我來說，甚至具有某種標誌性。我希望它是一種象徵，象徵著一種變化、一種關係上的改善：媽媽和我的關係，媽媽和她自己的關係，媽媽和世界的關係。

前幾天，在「助愛之家」，看到一個網友晒媽媽的照片。照片上，她的媽媽笑得甜蜜而平靜。這個叫做「我的影子我的媽」的網友寫道：「佳節思親，佳節幾多？盡量把每個同親人在一起的日子都變成值得珍惜的節日。空氣，抓不住，但我們有能力衡量它的質量；水，握不到，但我們有辦法檢測它的質地；時間，無質無量卻稍縱即逝，除了珍惜，我們別無選擇。就像媽媽的微笑，抓住了，留下了，珍惜了，因為**真的沒有把握明天的媽媽是否還能擁有今天的微笑。**」

這位老媽媽的笑容，讓我的心情有些複雜，說實話是非常地羨慕。特別是那位網友說，雖然媽媽得失智症十多年了，但情緒一向比較好，喜歡笑，只是比較喜歡搞「破壞」，需要經常地「鬥智鬥勇」，免得讓媽媽受傷——我想，不管這位媽媽搞多少「破壞」，一個笑容就足以補償女兒的千般辛苦！而且，在她離開這個世界以後，女兒一想起媽媽來，就會想到她的笑容，那該是多麼溫暖的回憶啊！

其實，不論為媽媽做什麼，我都不怕辛苦，怕的就是媽媽陰沉著臉，沒有笑容。那張沒有笑容的臉，讓我感到焦慮、沮喪和委屈。那麼多的老人都羡慕她總有兒女相陪，但她似乎並不覺得幸福。

為什麼媽媽很少笑？為什麼她很少流露出幸福感？學過心理治療，讓我多少能夠理解這個狀況：她還凍結在童年的創傷性經歷中，這樣的經歷讓她不相信自己是被人愛的，也沒有能力去表達對他人的愛，整個人是緊張不安的，會不自覺地築起心理防禦之牆。結果，近在咫尺的幸福就被隔絕到看不見的牆後面了。

當媽媽發脾氣或者陰沉著臉時，我往往難以做到心如止水，我的心也會跟著往下沉，委屈、抱怨隨之傾巢出動，開始興風作浪。有兩回我生氣了，乾脆問她，「你離開這個世界後，就想給我們留下一張臭臉嗎？如果你不在了，我們想起媽媽就想起這張臉，你願意嗎？」

我無法判斷這些話媽媽是否聽懂了，往心裡去了。按照她病程的發展，這些話她應該聽過就「gone with the wind」，隨風而逝了吧。總之她通常會繼續沉浸在她的憤怒之中。

也有時我會**「冷處理」**。我會對她說：「又不開心了？那你就自己和自己的不開心待上一會兒，我去做點別的事啊。」

那時我心裡有個聲音在說：哼，我才不上當呢！**那是你的不開心，我可不願意讓它變成我的不開心。**通常過個十幾分鐘，老媽就會找上門來，臉上的怨氣和怒氣都不見了。

心理學家、生死學者余德慧曾說：「我們永遠無法規避臉色，它比言語更接近生命感。」誠哉斯言！當我們想接近、接觸一個人的時候，難道不是首先要看對方的臉色嗎？他在頷首微笑，還是一臉厭煩，或者是冷若冰霜？當我們懷念、懷想一個人的時候，難道不是浮現出他曾經深深印在你心中的那張臉？

我有時會想，老媽離開這個世界的時候，會是什麼樣的臉色？還會是陰沉著臉、癟著嘴，好像受了一輩子委屈嗎？想到這樣的畫面，我就會打一個冷顫：如果一個人離開世界的時候，仍然感覺不幸福，那他的心該是多麼孤獨和冰冷啊！再想想，如果在後人心中留下的就是這樣一副面孔，後人又該多麼悲涼和委屈啊。

在我的「影像中的生死學」課程的「漂流書」中[8]，有一本很薄的小冊子《生命的清單——關於來世的四十種景象》。作者是美國一位神經醫學博士，有著超豐富的文學想像力，他設想了四十種奇特的來世景象，這些景象足以幫助人重新思考自己的人生。

書中有一個小故事，我特別喜歡，也令學生印象深刻。這個故事說，人有三重死亡：第一重死亡，是你的身體機能停止運轉之時；第二重死亡，是在你的身體被運送到墳墓中的時候；第三重死亡，是在未來某一時刻，你的名字最後一次被人們提及。

8 二〇一二至二〇一七年，我受邀在北京師範大學開設通識課「影像中的生死學」。我會帶一些相關的書籍到課堂上，讓學生借閱，並在書上留下自己的批註與感想。帶著這些批註與感想，這些書籍再「漂流」到其他同學手上。

我和我的失智媽媽

照顧好失智家人，並照顧好自己

在第二重死亡之後，人其實還等候在一個類似候機大廳的地方，當沒有人再念叨你的時候，才會被召喚到另一個世界。可以想像，按照這個說法，有些人實際上是一直死不了的，比如愛因斯坦、莎士比亞、魯迅等等。

作為凡人，死後最會念叨我們的人是誰？還是自己的親人啊！我父親去世二十八年了。我和他在一起生活的時間不足六年，但想起他來，我仍然會流淚。我能清晰地感覺到他活在「我」當中——活在我對閱讀、寫作的熱愛中，活在我對大自然的敏感中，活在我對生活的熱忱中，活在我對他人的關懷中。想起他，我就會想起那張帶著書生氣又很慈愛的臉來。

我多麼希望媽媽去世後，也能為我們留下一張充滿愛意的、祥和的臉孔，然後就這樣活在我的心中。我想，懷裡揣著這張臉繼續行走在大地上，和帶著一顆空洞洞的心是不一樣的吧？無論何時何地，想起這張臉來，腳步就會變得更踏實、更有力量，就像想起爸爸的那張臉一樣。

我好想讓媽媽的眼神變得溫暖，充滿愛意，臉上常常掛著微笑——不完全是為了她，也是為了我自己。我知道如果一想起媽媽，我心裡出現的就是一張冷冰冰的臉，委屈、怨恨也難保不尾隨而至，我就會被看不見的負面情緒捆綁住，並將它們投射到

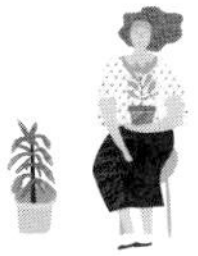

周圍的人身上，讓自己無法快樂地享受生活。

可是，好像一切都晚了。在媽媽還能述說童年故事的時候，我還沒有能力幫她解構這些故事，從中發現故事的新意義和她的寶貴之處，讓一個新的「我」從那個凍結的小女孩身上融解出來。之所以做不到，還在於從小的委屈和疏離，讓我無法真正放空自己，去接納一個不完美的媽媽。

人本主義心理學家卡爾・羅傑斯（Carl Ransom Rogers）曾說：「積極的無條件的愛」是療癒的力量。但是當我面對媽媽的時候，好像就是做不到「無條件」，我總期待著她能先主動地對我表達愛，彌補我童年的缺失。我也很難做到「積極」，因為我仍然覺得照顧她、陪伴她，更多的是出於一種外在的「責任」，而不是我內在的需要，所以我會盤算：她占用了我多少時間？如果把這個時間用在我自己身上，我又該讀了多少書，走了多少有意思的地方，做了多少有意義的事情？

直到有一天，網路上有句話一下子警醒了我，「如果你仍然感到委屈，喜歡抱怨的話，說明你還在受奴役。」

我突然意識到，當我希望媽媽改變時，其實我的心靈仍然沒有得到自由，我仍然被代代相傳的傷痛奴役著。之所以說代代相傳，是因為媽媽的童年創傷也是她的家庭帶給她的；而作為古老的大家庭，在時代風暴中飄搖的大家庭，媽媽的家人恐怕也意識不到對她造成了怎樣的傷害，或許他們也有著自己的傷痛！

要從奴役中解放自己，只能放棄讓媽媽改變的念頭。因為我無法掌握她的行動，也已經無法透過破譯AD語，進入她的內心，更無法和她用語言進行真正的交流。也許，只有回到羅傑斯的「積極的無條件的愛」，才是解放之途？

想到電影《雙面天使》（*Child of Rage*），那個只有七歲的小女孩凱，在十八個月大時就被父親強暴，安全感的徹底喪失，讓她無法產生正常的情感，變得凶殘狂暴。養父母曾求助於多位心理師，都沒能減輕這個小女孩的攻擊性。最後的一名心理師故意一次次激怒凱，製造機會讓她釋放出心底的憤怒，但無論小女孩如何的狂怒，心理師和小女孩的養母都會緊緊抱住她，告訴她「痛，沒關係，生氣，也沒關係」，讓她感受到全然地被接納。終於，小女孩看到養母的淚水時，問了一句，「你是在為嬰兒凱哭嗎？」——只有在釋放掉了憤怒，同時這樣的釋放得到了允許和接納後，她才能空出心理空間來關照他人的感受，療癒才開始產生。這就是所謂的「無條件的積極關注」吧！

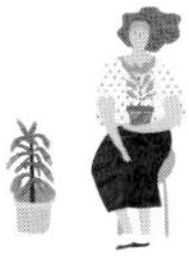

媽媽是早晚會走完她的生命之路的。也許，老天給我的使命就是要陪她走完這段路，並且在這段路上，能讓她笑得更多，最後真的留給我們一張安寧、祥和的臉。

要實現這樣的願望，或許只有**放下對她的期待，努力地接納她的不完美，像容器一樣盛住她的傷痛、她的憤怒和委屈，溫暖才可能流入她的心，再從心中流淌出來，綻放在如花盛開的笑顏中吧？**

（初稿於二〇一四年二月九日至十一日）

【照顧自己】

面對照顧的對象發脾氣或情緒化對待，不妨練習「冷處理」，別把他們的不開心變成自己的不開心。

19

我不玩「猜猜猜」的遊戲了

「喪失記憶」，
帶給失智症患者什麼樣的痛苦？

每次回家，小楊阿姨都會問媽媽，「你瞧瞧是誰回來啦？你認得她嗎？」陪媽媽在樓下散步時，阿姨們也會問我媽，「你知道我是誰嗎？」

人們總是喜歡問失智症患者「你知道我是誰嗎？」也許是出於一種好意，一種想要幫助對方保持或恢復記憶的努力。但是我最近在想，媽媽願意不願意人們老是這樣問她呢？對她來說，回答不出這些問題，甚至還要不斷被糾正「我不是你的姊姊，我是

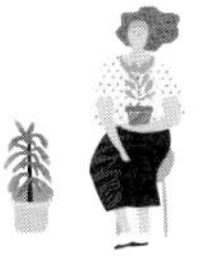

你的女兒」，會不會讓她備感沮喪和惱火呢？

我們其實無從知道，「喪失記憶」給失智症患者帶來的痛苦。雖然我們也都有過因為遺忘而帶來的尷尬、煩惱，但畢竟還能記住大多數賴以生存的事情：我是誰，我是誰的孩子、誰的妻子或丈夫、誰的父親或母親，我的家在哪裡，廁所在哪裡，怎樣刷牙、洗臉、吃飯……更別提我們還能記住這個世界上許多複雜的事情，因此可以工作、旅行、創作、讀書、觀影、歌唱、散步，享受朋友之誼和感官之樂。

一個人失去記憶，究竟意味著什麼呢？

提出「心流」理論（Flow）的心理學家米哈里・契克森米哈伊（Mihaly Csikszentmihalyi），在《心流——高手都在研究的最優體驗心理學》（*Flow: The Psychology of Optimal Experience*）中說，在古希臘神話裡，記憶女神是繆思之母。可見，古希臘人將記憶視為最古老的心靈技巧，並且是所有心靈技巧的基礎。沒有記憶，詩歌也好，後來的科學技術也好，統統不會出現。他還認為，「個人的歷史也是一樣，無法記憶的人，就喪失了以往積累的知識，無法建立意識的模式，也無從整頓心靈的秩序。」

失智症患者正是漸漸地「喪失了以往積累的知識」，這個喪失從不再能夠學習新東西開始。記得媽媽曾經想要一支手機，但妹妹送給她手機後，發現她從來不用，其實是因為媽媽已經學不會了。之後，失智症患者會逐漸逆向地忘記曾經懂得的、擁有的知識和技能，也許要一直倒退到嬰兒時代，不會說話，不會吃飯，不會大小便。

但似乎失憶帶來的麻煩還不僅僅是這些形而下層面的。如果失憶還會讓人「無法建立意識的模式，也無從整頓心靈的秩序」的話，這意味著老媽的內心也會變得混亂與迷茫。

藏東西和找東西，大概就是老媽處理混亂與迷茫的方法之一。

不過現在，老媽似乎已經玩膩了這個遊戲，又發明了一個新遊戲：我發現，有時她會像發現了什麼東西一樣，用手指從桌上、床上捏起某個細微之物（其實什麼都沒有），緊緊地捏著不鬆手。看到她的手捏得太緊，我只好說：「媽媽，給我吧，我幫你放起來。」於是，我就像演員一樣，假裝從她手裡拿過一樣東西，放在床頭櫃或書櫃上，然後告訴她，「媽媽，看，我放在這兒了。」

可能常人很難理解這些古怪的行為，不過我相信它們對老媽來說是有意義的。**或許**

這都是她在記憶漸失之時，建立自己內心秩序的一種方法吧？說不定這些行為，能讓她感覺到自己還在控制著生活。

從另一個角度看，當病情愈來愈嚴重時，她似乎也愈來愈需要有人陪伴，只要沒有人和她說話，她就開始嘟嘟囔囔地發出生氣的聲音，並且拉下臉來。只有當有人可以坐下來聽她說那些聽不懂的話，或者拉著她的手在屋裡轉圈、跳舞時，她似乎才能平靜下來。

怪不得現象社會學家彼得・柏格（Peter Berger）和盧克曼（N. Luckmann）認為，人得靠談話維持自身的感覺。俄羅斯學者巴赫汀（Bakhtin）更簡潔地表述為「存在即對話」，他認為，「存在就意味著進行對話的交際，對話結束之時，也是一切終結之時。」

當失智症患者記憶衰退，思維能力也隨之退化時，他們大概因為難以記住對方剛剛說過的話，也難以找到字眼（因為遺忘）組織起可以表達自己想法的話語，因此無法再進行有效的對話，甚至包括與自己的對話。當依靠對話不能維持自身的存在感，怎麼辦呢？也許生存的本能會讓他們去尋找他人，透過外部的力量來確認自己的存在和價值。這或許就是他們離不開人的真正原因。

記憶衰退帶給人的巨大衝擊和內心痛苦，哈佛大學神經科學博士莉莎・潔諾娃（Lisa Genova）在她的小說《我想念我自己》（*Still Alice*）中，做了極為生動的描述，雖然小說中的故事是虛構的，那個主角——哈佛大學認知心理學教授愛麗絲是虛構的。我想，如果作者真是一個失智症患者的話，根本就無法完成這樣一部作品，因為她會喪失描述自己感受的能力。正因為患者無法自我描述，所以他們的痛苦也不能真正地被我們知曉，更不要說被理解了。

這樣說來，**他們不是一群非常非常孤獨的人嗎？他們如何處理那分孤獨？還有逐漸失去生存能力帶來的那分沮喪？還有面對一個愈來愈陌生的混亂世界的那分恐懼？還有漫漫長日卻沒有能力做任何事情，連電視都看不懂的那分無聊？還有叫不出對方名字時的那分尷尬？還有不會上廁所而尿濕自己的那分羞愧？**

小說中，我印象最深的一個細節是，愛麗絲（患者）誤將家門口的一小塊黑色圓形地毯當成了一個黑洞。一開始她害怕極了，以至於無法越過那個「黑洞」去到外面。

後來，當她發現那是一塊鋪了許久的地毯時，她的憤怒爆發了，她用盡全力啪啪地去拍打地毯，直到又拖又拉把地毯扔到門外，自己筋疲力盡地倒在地上。

我想，那個突然爆發出來的憤怒裡，實在是包含了太多的挫敗、無助、羞愧和委屈，是記憶漸漸衰退中積累起來的情緒能量，是我們外人無法理解的心靈之痛。

米哈里・契克森米哈伊還引用路易斯・布紐爾（西班牙國寶級電影導演，曾執導《安達魯之犬》，*Un Chien Andalou*）的話說：「生命沒有記憶，就不能算是生命……記憶是我們的凝聚、理性、感情，甚至也是我們的行動。少了它，我們什麼也不是。」

失智症患者並非從一開始就喪失了所有的記憶，但到了臨終之時，他們還會擁有哪些記憶，恐怕就像宇宙中吞噬所有光的黑洞一樣，永遠不能為他人所知了。我願意相信，我情願相信，我想讓自己相信，在媽媽離開世界的時候，她還能擁有一種記憶，或者還能記住一種感覺，那就是愛——她還能記得她曾經被愛過！

患了失智症的人，實際上已經開始從自己的生命中抽身，向這個世界揮手告別，只是這個過程有時非常緩慢——這漫長的告別，或許是十年，或許是二十年，他們的眼神將在不知不覺中變得茫然、空洞，讓你感受到愈來愈遙遠，愈來愈縹緲、愈來愈疏離：人還在，身還在，但心魂是否還在？

我沒有回天之力。也許，我應該像龍應台那樣，每次去安養院看望媽媽，都這樣打招呼，「媽媽，我是你的女兒龍應台，我來看你了。」——而不是再問媽媽「我是誰」、「我是你姊姊，還是你女兒」。

按照巴赫汀的話說，對話具有「雙聲性」，**你以為是在和她遊戲，但她聽到的可能是「你看，你叫不出我的名字吧？你連你的女兒都忘了」這種責備之聲**。她沒有辦法組織起語言來告訴你，她是否喜歡被你這樣問，失去記憶也讓她失去了還擊之力。你無法確定她臉上的笑，是在努力掩飾自己的尷尬和無助，還是真的喜歡你和她玩這個遊戲。

算了吧，還是放下這個「猜猜猜」的遊戲，讓老媽的內心少一點無助和挫敗，讓她已經坍塌破碎的自我，能再囫圇著多維繫一些時間吧。

（初稿於二〇一四年二月十六日至十七日）

【照顧失智家人】

三個思考：

1人們總是喜歡問失智症患者，「你知道我是誰嗎？」但是，失智者樂意老是被這樣問嗎？對他們來說，回答不出這個問題，甚至還要不斷被糾正如「我不是你姊姊，我是你女兒」，會不會讓他們備感沮喪和惱火呢？

2不再能夠學習新事物，漸漸喪失以往積累的知識，這是否會導致他們內心變得混亂、迷茫？那麼，「藏東西」和「找東西」，是否為他們處理混亂與迷茫的一種方法？

3他們如何處理那分不被知曉與理解的巨大孤獨？逐漸失去生存能力帶來的沮喪？面對世界愈來愈陌生和混亂而生的恐懼？漫漫長日卻沒有能力做任何事情，連電視都看不懂的無聊？叫不出對方名字時的尷尬？還有，不會上廁所而尿濕自己的那分羞愧？

20

何以解憂？唯有牽起手

眼看著親人身體猶在，心魂卻已飄然遠去，那有多痛！

「最漫長的告別」，記不得哪本書裡這樣形容失智症患者和他們親人的別離。如果親人在毫無預兆的情況下突然離世，這樣的痛苦真的是天塌地陷。但如果，有足夠的時間準備，卻要眼看著親人身體猶在，心魂卻已飄然遠去，那又該是怎樣一種痛苦呢？

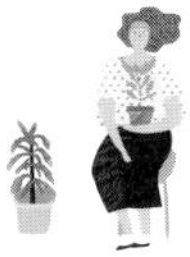

這半年，在外人看來，媽媽的身體似乎沒有多大變化，甚至還讓人感覺「精神」了。但是只有我們知道，她正以一種不易覺察的速度繼續衰弱下去：她走路更慢了，說話聲音更小了，在床上的時間比以前多了。看著她的樣子，我常會想到近些年很流行的一個詞——「能量」。媽媽的能量快要無法支撐她身體的運轉了。

但比身體衰退得更快的，是她的心魂。我分明已經真真切切地感覺到，她的心魂正在漸行漸遠，慢慢地離開我們、離開她熟悉的家，向著那片陌生的、神祕的、我們難以企及的世界飄去。

是的，我回家的時候，她還會露出笑容，不過直覺告訴我，她並不是在對著「我」——她的大女兒笑，而是對著一個向她表示友好的人笑。「我」和大院裡那些老同事、老鄰居們，對她大概沒有多少不同了。

和她並排坐在沙發上的時候，我也分明感覺到，她其實已經「感覺」不到我的存在——不是看不見我這個「人」坐在那裡，而是感覺不到我對於她的特殊意義。原本就不太會主動親近孩子的媽媽，現在的情感就像秋冬時節的沙漠河流一樣，正在變得愈來愈細，不知道哪一天就會徹底斷流。

小楊阿姨總是安慰我：她還是能分得出來家人的，你們回來，她就會圍著你們轉。

「轉」，是媽媽現在生活中最常見的行為。在天氣不好無法散步的日子，早已不能讀書看報、早已看不懂電視的媽媽，便以這樣一種姿態在家裡轉來轉去：**睜著有些空茫、有些憂傷的眼睛，癟著嘴角，緊緊捏著自己的衣角，從這個房間轉到那個房間，用手摸一摸床單，碰一碰掛著的毛巾，拉一拉晒衣架上的衣服……我總覺得，這些看似無意義的動作，對她其實是有意義的，能讓她在恍恍惚惚中，感覺到自己還在生活，甚至好像還在操持家務。**

有時，她的確會跟著我。我去別的房間，她也跟過來；我去上廁所，她站在廁所門口不走。我會忍不住猜想，她是想和我這個女兒在一起呢，還是因為無聊才做我的影子？或者是出於不安，才本能地跟在一個移動的物體後面？

我注意到，這兩個多月來，她多了一個動作：**沒事的時候，她就會緊緊拽住自己的衣角，就像一個來到陌生之地的小女孩。**

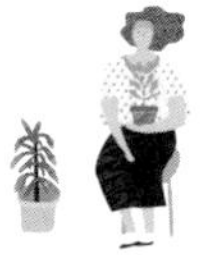

我們常常就這樣牽手坐著，通常是我故意找個話題逗她說話，然後她就開始用我聽不懂的AD語「回答」，我再抓住一兩句能聽清的話，故意設問，然後她又開始一段語言神遊（我一直很好奇，她說的這些我聽不懂的話，她自己明白嗎？是否她擁有一套自己的內心語言，其實知道自己在說什麼，只是不知道自己已經無法組織起句子了？而且奇怪的是，最近一段時間，有些簡單的問話，她居然又可以回答了，語言的功能似乎有一點點恢復）。

其實媽媽在語言神遊的時候，我也很難集中注意力，就像一個聽不懂老師講課的孩子會蹺課或者打瞌睡一樣，雞同鴨講的對話真的很難堅持。我也早已沒有什麼「功利心」了，**這樣和媽媽聊天，不是要聊出什麼，只是為了和她坐在一起，握著她的手，讓她感到不寂寞、不孤單，有人在陪伴而已。**

當然，外出散步的時候，我一定是牽著她的手的，倒不是怕她走丟，因為她現在的走路速度，無論如何也跑不出我的視線了。**牽著手，既能增加身體上的安全感，讓她不會摔跤，也能增加她心理上的安全感，讓她知道無論走到哪裡，她都不會被丟掉。**

每次散步回來，我的手都紅紅的，那是被媽媽握的。有時因為被媽媽握得太疼了，我也會抽出手來，再換另一隻手「值班」。牽著我的手的媽媽，其實就是一個害怕失去媽媽的孩子，她要使出吃奶的力氣，不讓我這個「替代媽媽」離開啊！
我知道，她想拉住的，不僅僅是我的手，也是和這個世界的關係。
媽媽在努力，用她的方式努力和這個世界保持連結。
但是，終有一天，我們將再也拉不住她……

（初稿於二〇一四年七月二十八日）

【照顧失智家人】

1有些在我們看來無意義的動作，對於失智者可能有重要意義：比如緊緊捏著自己的衣角，在屋裡四處轉，一下子摸摸床單，一下子拉一拉晒著的衣服……或許這能讓他們在恍恍惚惚中，感覺到自己還在生活。

2跟他們聊天，不一定非得聊什麼，也可以只是為了和他們坐在一起，握著他們的手，讓他們感到不寂寞、不孤單，有人陪伴。牽著手，既能保護安全、不會摔跤，也能增加心理上的安全感，讓他們知道無論走到哪裡，都不會被丟掉。

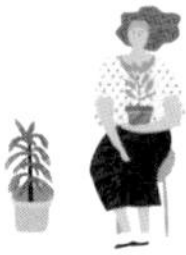

【照顧自己】

當對方認不出自己，並且無法交談溝通時，能夠幫助維繫連結的便是身體。比如一起坐著的時候，不管說話或不說話，都不妨牽著對方的手，這能讓彼此都感覺到陪伴的溫暖。

21 襪子和福氣

患了失智症，
也許讓媽媽獲得一種享受簡單幸福的能力？

帶媽媽去修腳，修完後，師傅和我一起幫媽媽穿襪子。師傅拿起媽媽的襪子，感慨了一聲，「老太太的襪子這麼白，有福氣啊！」

我好奇地問：「您從襪子中能看到什麼嗎？」

修腳師傅說：「一個老人被照顧得好不好，從襪子就能看出來。有些老人的襪子，就跟泥鰍一樣。」

哦，真是啊。

生活是由一個個細節構成的。照顧老人家的人，常常並不知道**老人家的困擾來自生活中的細節**，比如，不能再彎下腰自己剪腳趾甲了；內衣破了，但是沒有力氣去商場買新的了（不是每個老人都能學會網購的）；足部變形，再不能穿新皮鞋了；咳嗽一聲，尿液就控制不住流出來了……通常，老人家不願意提起這些不舒服和尷尬的「小事」，因為不好意思，因為不想打攪別人，或者像我媽這樣，已經沒辦法說出來了。

我原本真的不知道這些。過年過節，總是想幫媽媽買些禮物，比如看到她的皮鞋舊了，就會給她買雙新皮鞋。但是，新皮鞋放在那裡，日復一日，月復一月，依然是新皮鞋。我忍不住抱怨，「幫你買了新的，你幹麼不穿啊？那雙鞋太舊了，你穿著它讓別人以為孩子不給你買呢！」後來我才明白，把變形的足部放到新皮鞋裡，對她其實是一種折磨！

好在我跟老媽的個子差不多高，腳的尺碼也一般大，後來**我乾脆把新皮鞋拿回家，先自己穿，直到把它穿鬆了、穿軟了，再拿回家給她穿**。我暗暗覺得好笑，原本老媽總是抱怨，自己身為老三，總是要穿兩個姊姊的舊衣服，現在可好，又開始穿女兒的舊鞋了！

媽媽的足病，我們也一直沒有特別地注意過，直到看護小楊阿姨來了，我們才知道需要幫助媽媽治療。

試過幾種方法和藥物，錢沒有少花，由於媽媽很不配合，並沒有獲得很好的療效。於是，每過一段時間，我們就帶媽媽到附近的修腳店去修腳和治療。

剛開始，媽媽還能在我們的攙扶下，自己坐上修腳椅，到後來，就得抱著她坐上去了。這個半強制的行為，通常會引起她的反抗，所以她坐上去後，我們就要馬上握住她的手去安撫她。

修腳要先泡腳，一般得泡上十多分鐘。這個高難度的任務著實讓我「頭大」。怎樣才能讓她老老實實把腳放在熱水裡，不把水盆踢翻，不從修腳椅上溜下來呢？**除了和她說話，讓她感覺到被關注，通常我們還會幫她按摩，從脖子到後背，從胳膊到手掌**，有模有樣地一套動作做下來，就減少了她「放任自流」或「膽大妄為」的機會。

修腳師傅動作嫻熟，手藝高超，雖然偶爾會引起一點疼痛，但頂多讓老媽「哎喲」幾下，不至於徹底翻臉。經過他的修剪，老媽的腳在鞋子裡就舒服多了，儘管這不是她說出來，而是我們看出來的。通常，修腳結束，穿好衣服，戴好帽子，老媽也會笑咪咪地感謝師傅，和他告別，給人非常懂禮貌、有教養的感覺。

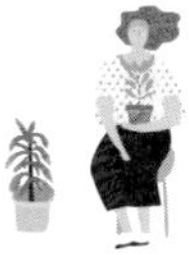

帶媽媽走出修腳店的時候，我內心忽然充滿了感激。感激照顧媽媽的小楊阿姨，能把媽媽「收拾」得這麼乾淨利索，**讓她失智而不失尊嚴**；感激修腳的師傅，能夠那麼有耐心，想方設法幫媽媽完成修腳的複雜程序。

又忽然想到，雖然在別人眼裡，媽媽是「有福氣」的，但要是她不覺得自己「有福氣」，這「福氣」豈不是浪費了？畢竟「福氣」不是用來給外人看的。

腦子一轉，又冒出了個有點「邪惡」的念頭：或許失智症找上她，就是為了讓她忘掉生活中的不快，慢慢感覺到自己乃「有福之人」吧？人們不是說「禍兮福所倚，福兮禍所伏」嗎？

這一年來媽媽的變化，讓我隱隱約約覺得，**失智症可能讓她獲得了一種享受簡單幸福的能力。**

比如，媽媽不再是那個「凡人不理」的老太太了。散步的路上，她常常主動對人示好，她會面帶微笑，甚至主動和人說話，還會冷不防地對著行人「嘿」一聲，就像小時候玩嚇唬人的遊戲一樣。雖然有時路人根本沒有注意到，或者媽媽的行為把陌生人嚇一跳，但很多時候，還是會有人回應她。

在媽媽生活的大院裡和經常散步的馬路上，我估計我的老媽大概已經有相當的知名度，因為她的「出鏡率」很高，每天不是看護阿姨帶著，就是女兒牽著，所以有些過去不熟悉的人也成了熟人，在媽媽主動向他們微笑的時候，也願意對她表示友好。他們會停下來問她，「你還好吧？」「最近怎麼樣？」然後耐心地聽媽媽用她的ＡＤ語說上一陣。那一刻，媽媽的臉上會露出真誠的、自然的、孩童般的笑容。

我猜，這些老人家願意回應媽媽的微笑，一方面是因為媽媽的微笑讓他們感覺到溫暖；另一方面，他們也樂意給予別人關心，那會讓他們感覺到自己是有價值的。媽媽的主動示好，對他們又何嘗不是有意義的？這可真是雙贏呢！

雖然不能和媽媽在情感上、思想上有什麼深入交流了，但我發現，媽媽好像也比較容易滿足了。有時，我會故意搔她癢（這種親密動作在她生病前，我是根本不敢的），她就會立刻咯咯地笑起來。那是放鬆的、自在的、由內而外的笑啊！

看到這樣的笑容，誰能說她不是滿足的、快樂的、幸福的呢？

也許，命運讓失智症找上媽媽，就是為了讓她回到童年，回到嬰兒狀態，讓她在那種單純的狀態中，得到並不那麼難以企及的幸福？

也許，我們該為媽媽感到欣慰，她能在人生的尾聲忘記一些不快，為自己找到簡單的滿足感與快樂，去享受自己這輩子的「福分」吧。

（初稿於二〇一四年九月十六日至十九日）

【照顧失智家人】

失智而不失尊嚴。

我們容易忽略，老人家的困擾常來自生活中的細節。尿失禁、剪不到自己的腳趾甲、腳變形而穿不了新鞋……老人家不願意提起不舒服和尷尬的「小事」，因為不好意思、不想打攪別人，或者因為失智而沒辦法說。

22 父母在，不敢老

六、七十歲的老人，照顧八、九十歲的老人，將是高齡社會最典型的場景。

「你到家了，來個訊息啊！」和我一同去太原講課的年輕朋友，認真把我當成「老朋友」關心著，讓我心裡暖暖的。我們早上七點多坐高鐵去太原參加公益活動，下午講完課又趕晚上的高鐵回北京，她是為了不耽誤週末孩子的活動，而我是為了第二天上午可以照顧媽媽晨起、早餐，再帶她散一圈步。雖然有小楊阿姨照顧媽媽，但不「親自」做，總覺得沒有盡心。

到西站已經深夜十二點多了。媽媽家離西站不遠，我一個人背著雙肩包「踽踽獨行」，看到路燈下自己的影子，有一種孤獨又很享受的奇怪感覺。

到了媽媽家，給年輕朋友傳了訊息：放心吧，沒人劫持老太太！

雖然自稱「老太太」，但面對媽媽的時候，知道自己還只是一個小小老太太，是一個不敢老的老太太。

當晚做了一個夢：夢裡，我牽著媽媽的手散步，兩人愈走愈遠，竟然找不到回家的路了。漸漸地，媽媽走不動了，我就把她背在背上；背不動了，我又把她抱在懷中。她的身體就像一卷行囊，柔軟而順服。我背著抱著這卷「行囊」，一會兒走在鄉間的田埂上，一會兒又穿行在城市的窄巷中；明明覺得前面有路，走過去卻發現不通，只好回過頭去走一條不知通向何方的彎路。

好了，前面有行道樹、有汽車了，心想走到那裡就可以叫車回家了，於是加把勁走過去，卻發現沒有公路、沒有汽車，只有一個高架上的地鐵站，一道不只百級的台階通向高處的站台。

我和我的失智媽媽

照顧好失智家人，並照顧好自己

站在台階下，我有點想哭，覺得無論如何也不可能抱著媽媽爬上去了。好在夢中的我似乎還沒有失去常識，覺得這麼高的地鐵一定會有電梯。終於，在一個角落裡找到電梯，但它卻停止運作了！疲憊、失望、困頓中，我居然在電梯邊的屋子裡發現了一位失聯二十多年的舊友，他答應幫我一起把媽媽抱上去，我總算鬆了一口氣……

不用佛洛伊德先生出場，我也明白這個夢與我的壓力和焦慮有關。這兩年，為了有更多的時間照顧媽媽，我已經放下了許多我想做、能做、樂做的事情。這個學期，我甚至停了在北京師範大學開設的「影像中的生死學」課程，有學生在網路上留言說「這個消息很殘忍」。

誰說不是呢？**我生命的沙漏已經倒了過來，生命的終點也在地平線上若隱若現了。只有我知道，我現在是多麼分裂**：在精神上，我仍然保持著一種活躍，仍然充滿著求知欲與好奇心，仍然時常能冒出一些新的想法和創意；但我的軀體卻背道而馳，愈來愈不能在將這種思維上的活躍轉化為創造性的工作時，為我提供動力。我能清晰地感覺到腳步一天比一天沉重、精力一天比一天衰退、有效工作的時間一天比一天少。這種分裂令我非常痛苦。

我不太在乎頭髮是否白了、臉上的皺紋又增加了幾條，但我真的在乎怎樣「活

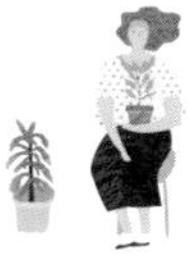

著」，害怕餘下的人生成了所謂的「垃圾時間」。所以，當我不得不在生命的天平上，減去能發揮潛能的砝碼，將它們放在照顧媽媽一邊時，心理難免也會失衡啊。

院子裡的那些老先生老太太，只看到我照顧媽媽時的「孝順」，在他們眼裡，我仍然是個孩子。他們不知道**這個孩子也過了六十歲，不僅要照顧媽媽，也要面對自己的掙扎和病痛，還要照顧其他親人。**

先生帶回一本書送我，書名就叫做《父母老了，我也老了》。過去，人活七十古來稀，一個人活到了退休年齡，父母多半不在世了。現在，從職場退休後直接到父母家上班的，比比皆是！

導演楊力州拍了《被遺忘的時光》，這部關於失智症老人的紀錄片，居然衝上了當年電影排行榜TOP 10。他說，當初並沒有打算拍攝這個題材，即使受邀到專收失智老人的機構採訪了兩天，也仍然沒有拍攝的衝動。但那天，當他即將離開安養院時，看到了這樣一個場景：一位六、七十歲的老人，來送自己八、九十歲的父親入院。辦好手續準備離開時，患失智症的父親突然明白了什麼，對著兒子大吼：「我到底做錯了什麼，你要這樣對待我！」頭髮斑白的兒子，只好哭著將老父親帶回家。

六、七十歲的老人，照顧八、九十歲的老人，這將是高齡社會最典型的場景，特別是在有著孝順文化傳統的華人社會。

這樣的場景是很溫馨，還是也會讓人傷感和無奈？

當然，每個人都會有不同的感覺。要是非得扯到正能量上去，或許有人會說：你媽媽（爸爸）還在，多幸福啊！

不過別忘了，除了少數非常健康的高齡老人，大多數高齡老人已經「返老還童」，需要得到很多的照顧，更別說像我媽媽這樣的失智老人了。

隔壁的老人，一百零二歲了，女兒退休後，他就搬來一起住。女兒每天三次用輪椅推著父親下樓，一推就是十幾年。好在還是兩代人住在一起，不像我和先生，退休後為了照顧各自的老人，還不得不經常分居。

還有一位醫生朋友，醫院希望能夠在她退休後回聘，但因她的父親、母親都年事已高，且堅決不願意找看護，朋友就只好承擔起照顧兩老的重任，每日買菜做飯洗衣洗腳，直到兩個老人都睡下，才回到自己家中……

因為是照顧自己的父母，所以這裡的真實感覺是不能為外人道的。留給外人看的，

是孝順、是幸福；留給自己的，是勞累、是辛苦。

很多時候，還不僅僅是勞累和辛苦。

坦白說，我老媽他們那一代，有不少人和她一樣，當年因為投入政治活動為先，既沒有親自養育過自己的子女（孩子送老家、送全托、送寄宿、交看護），也沒有親自照顧過自家的老人（常由留在老家的子女或親戚養老送終）。如果命個名，也許可以叫他們「上沒養老下沒養小」的「獨一代」。

這種特別的生活經歷帶給他們的是什麼呢？我覺得，他們在不知不覺間失去了很多寶貴的東西，比如：在一把屎、一把尿中，生成的依戀和信任；在一杯水、一餐飯間，凝結的親情和責任；在一聲哭、一聲笑裡，建立的理解和支持；在一次親吻、一個擁抱中，表達的無限柔情……總之，是那些人性最深處的溫暖，是愛的願望和能力，是心靈的包容與彈性，是生命的活潑與歡快，是不離不棄的堅忍和信心。

和那些親自撫養過孩子、親自照護過老人的人比，這「獨一代」的人多少都有些情感淡漠、人際疏離、自我中心，他們在情感上是貧乏的，因為他們似乎得了「親情失血症」。

也許不能責怪他們，當整個社會都不健康的時候，作為個體，他們沒有多少防禦能力，所有人性的疫苗，都在一次次的鬥爭中被殺死了。幾十年後，當患有「親情失血症」的他們老了，需要子女照顧的時候，兩代人之間的心理距離比年齡距離還要大，誤會與摩擦因為缺少情感黏合劑很難彌合，這就使照顧變得難上加難。

對於子女來說，不僅要在自己完成了撫養兒女的責任、正在變得衰老之際，重新成為自己爸媽生活上的爸媽，還要變成他們心理上的父母，去承受時代留給家庭的後遺症，去接納不能提供愛、卻需要得到愛的父母——在付出大量的時間、精力、體力和金錢後，他們，也許仍然不會說一聲「孩子，我愛你」。

這是我們的悲催，是我們的命運，但也是我們的使命。**照顧好他們，不僅是為了他們，也是為了我們和我們的子女**，因為只有照顧好他們，讓他們感受到親情的溫暖，我們才會超越親情失血症的影響，成為有情有義的人，生活在有情有義的關係中。

有句老話說「家有一老，如有一寶」。這句農業社會的老話，到了現代高齡社會正在變得不那麼輕鬆：當周圍的「寶」愈來愈多，年齡也愈來愈大時，照顧老人就會成為家庭與社會的沉重壓力。

所以，請千萬記住，如果家裡有「寶」，就千萬別把自己當「寶」，只能把自己當作「護寶人」，哪怕你也腰痠腿疼、高血壓糖尿病都得了，也要振作起來去護「寶」。你還沒有資格把自己當作寶貝呢！

父母在，不敢老，這是高齡社會對我們的要求。好好鍛鍊身體，努力鼓足勇氣，背起、抱起、扛起父母，去走下一段人生路。

與其把照顧老人當作「責任」，不如當作「修煉」、「修行」——但願，在這段路上，我們也會看到美麗的風景，也會有意想不到的收穫，也會讓自己的人性變得更善良、更美好。

（初稿於二〇一四年九月三十日）

（備註：這篇文章似乎每過一段時間就會被翻出來在網路上流傳，它似乎說出了很多同齡人的心裡話。）

23

我的媽媽，現在也是我的孩子

我要像呵護自己的女兒一樣去呵護她，
把她當成小寶貝。

帶媽媽下樓散步，走出樓門下台階的時候，有位挺年輕的女士（沒看清正臉），從後面拍了一下媽媽的肩膀，喊了聲，「小阿姨，你好啊！」「小阿姨」？這個稱呼讓我愣了一下。她叫誰呢？她該不是把我當作照顧媽媽的看護了吧？不過我家看護也五十有餘，實在不算小了。

我一陣納悶才發現，敢情她是叫我媽「小阿姨」啊！

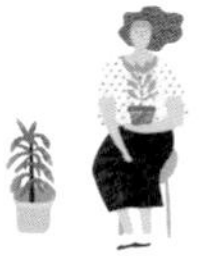

我衝著她的背影喊了一聲，「嘿，『小阿姨』，我喜歡這個稱呼啊！」

她在樹影後面似乎回了下頭，揮了揮手，快步走掉了。

呵呵，她居然叫我媽媽「小阿姨」！

我想，此「小阿姨」乃是「嬌小」的「小」、幼小的「小」。媽媽本來個頭不大，老了以後就更加瘦小，確實是個「小個子的阿姨」。再加上患病後，心智漸漸退化，愈來愈像個小孩子，所以這個「小」也許還包含了「像個小孩子一樣」吧？

「小阿姨」，好有趣的稱呼哦，裡面有一點點憐惜、一點點調侃、一點點童趣，還隱約有一點點呵護。比起畢恭畢敬的「阿姨」，「小阿姨」顯得更親近。所以如果別人叫我媽「小阿姨」，那就叫吧！

要是別人叫我媽媽「小阿姨」，那我是不是該叫她「小媽媽」了？

「小媽媽」？我的小孩一般的媽媽？

是啊，**她是我的媽媽，現在也是我的孩子**，我要餵她吃飯、幫她穿衣洗臉、帶她上廁所。我要緊緊地抓住她，怕她走路跌倒。我要哄著她，讓她不覺得寂寞，讓她能像孩子一樣咯咯笑出聲來。

她就是我的小媽媽！

我和我的失智媽媽

照顧好失智家人，並照顧好自己

我的這個小媽媽，曾經是我的「老媽」啊！

仔細琢磨起來，「老媽」、「老爸」的稱呼，貌似親切，其實帶著某種代際間的隔閡與切割，有時甚至帶著一些不屑吧。

記不得是什麼時候開始把她叫「老媽」，但很多年裡，我們當面或者背後都是這樣叫她的。當我們說「老媽」怎樣怎樣的時候，心裡面其實是不太把她當作「自己人」的——不指望她會理解我們，也不會和她分享我們的內心，甚至是我們的日常生活。「老媽」是與我們有著血緣關係、可以互相照顧、但並不親密的那個女人。

當我開始將照顧媽媽的過程記錄下來的時候，我用的也是這個貌似親切、實則生分的「老媽」。

不過有一天，我忽然開始在寫作中使用「媽媽」這個詞了，連我自己都吃了一驚：我知道從「老媽」到「媽媽」，這一字之差，實際上是我內心發生了變化——也許，在日復一日的照料中，特別是肌膚與肌膚的直接接觸中，有些東西融化了，有些東西滋生了吧。那個很遠、很有隔閡的「老媽」，漸漸變成了可以親近的「媽媽」！

一歲多與媽媽的分離，讓母愛在我的生命中失落，親密的依戀只在夢中。現在，失智症竟然幫助我慢慢找回親近的感覺，找回我的媽媽。我該詛咒失智症呢，還是該感謝它？這幾個月來，每次回家，只要我張開雙臂，媽媽也會張開雙臂與我擁抱，這是我過去六十年人生中都不曾享有過的啊！

不知不覺中，我的「媽媽」又要變成我的「小媽媽」了？我需要像呵護自己的女兒一樣去呵護她，把她當成小寶貝了？

想起上週去北京大學醫學部，聽醫學人文領域研究學者王一方教授的課，他給博士生們講「生死哲學」，說到繪本對「類童人群」也非常有幫助。

「類童人群」？呵呵，我第一次聽到這個怪詞。王教授說，他們是成人，但是在心智上卻是孩子，比如失智老人。

啊，媽媽正在回到童年，不僅生活技能已經退化到兩歲左右，在心理上也變成了一個孩子——她常常會說「回家」，還常常會問我們「爸爸呢？媽媽呢？」。而在以前，一提起父母，她就耿耿於懷，認為他們對自己不公平。我猜，當她的心智退化到童年早期後，或許在殘存的記憶裡，找到了父母曾經給予她的關愛，以及自己對父母曾有過的依戀。

我的小媽媽，就讓我們慢慢去走你最後一段人生路吧。在我們的臂膀中，你可以放心地變成那個雖然脆弱，但是無比單純的嬰孩！

（初稿於二〇一四年十月二十三日）

【照顧自己】

在日復一日的照料中，特別是肌膚與肌膚的直接接觸中，有可能使某些部分融化，有些部分滋生，使得原本很疏遠又有隔閡的父母，漸漸變得可以親近。

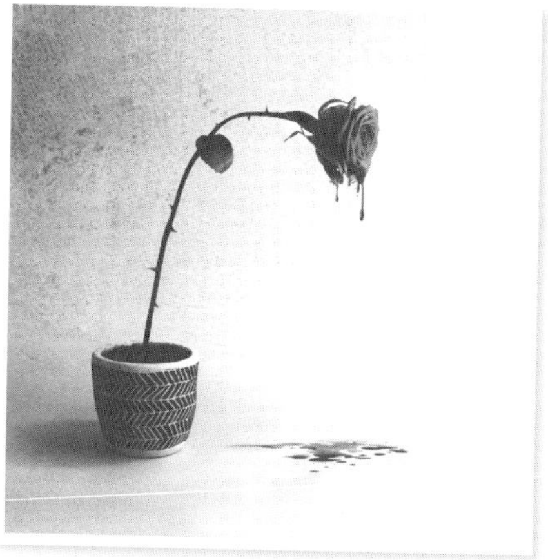

我不再「認領」老媽的辱罵。
「什麼玩意」說的不是我，
只是她心情惡劣時，
需要的一個挨罵的東西罷了。
她就是想發洩一下而已，
千萬別傻傻地把她的氣話當真。

24

送媽媽上「幼兒園」

該怎麼跟媽媽說？告訴她「我們要送你去安養院」？
她會不會覺得我們不要她了？

老媽睡下了。

我一件件地清點著她的東西：換洗衣服、洗漱用品、常用藥物，最後從櫃子上取下一張她的照片，放進包包裡。

明天，我們就要送她上「幼兒園」了。這個智力已經退化到兩三歲的「媽寶寶」，要開始在安養院生活了。

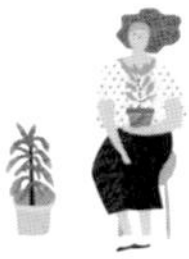

望著地上的箱子、行李包和臉盆，五十七年前，她送我上幼兒園的情景和眼淚一起湧出。

幼兒園的劉老師一直和媽媽生活在這個大院裡，當年漂亮能幹的她也已老態龍鍾，每次散步碰到，她總是伸出拇指誇媽媽，「那時您真配合我們的工作，說不接，就兩個星期真的不接。」——「不接」的是我，我剛剛被父母從外婆家接到北京，為了讓我盡快適應幼兒園的生活，他們按照幼兒園的要求，兩週不來接我，也不來看我。我只記得，滿口家鄉話的我，不知道為什麼見不到外婆了，不知道自己怎麼到了這樣一個誰也不認識的地方，我只能用哭來表達自己的孤單和害怕：小朋友吃飯的時候我在哭，小朋友睡覺的時候我還在哭，甚至小朋友洗澡的時候我都在哭……

現在，八十四歲的媽媽要去「幼兒園」了，她會哭嗎？

這個決心下了至少三年。

媽媽還沒有患失智症的時候，妹妹就帶她去參觀過安養院，都是條件很好的安養院，媽媽還在那裡碰到了國外工作時的老熟人。但她一點心動的跡象都沒有。

我和我的失智媽媽

照顧好失智家人，並照顧好自己

隨著媽媽病情的發展，我和妹妹又考察過幾家安養院，它們都在郊區，花紅柳綠的環境和專業的照護，讓我恨不得先把自己這個「小老太太」送進去。

我們幾次和媽媽聊起安養院，她都不接話，分明那不是她想去的地方。我們也知道，對於獨來獨往慣了的媽媽來說，「家」是她自己的領地、自己的王國，是她的精神堡壘，是讓她感到最熟悉、最放鬆、最安全的地方。

這四年多來，小楊阿姨一直照顧媽媽，她看著媽媽一天天地衰退，也一天天地摸索出一套照護的辦法。加上我們姊弟妹三人和弟媳婦，走馬燈似的輪流回家，給家裡採買、帶媽媽散步、為媽媽洗澡、陪媽媽聊天、餵媽媽吃飯，同時給小楊各種支持，因此雖然媽媽漸漸失能，但還可以保持較好的生活品質。

但小楊上有八十歲老母，隨著弟弟外出工作，家中獨自生活且心臟不好的老母，讓小楊牽腸掛肚。

雖然三天兩頭，小楊的母親也會來話說「情況還不錯」，但對於我們而言，這種危機就像懸在頭上的「達摩克利斯之劍」，隨時可能掉下來。要臨時再找到這樣一個有照顧失智老人經驗、做飯又合媽媽口味的看護，我們實在沒有信心。

那天，我在「助愛之家」看到一家新的安養機構就開在妹妹家的馬路對面。難得有

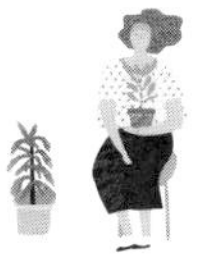

這麼近的安養院啊，便約了妹妹去看。

那家安養院剛開，老人還不太多。寬敞的走廊和活動場地、充滿陽光的臥室，都讓我們很滿意。雖說價格不菲，豪爽的妹妹還是當場就繳了訂金。

訂金繳了，不等於決心下了。小楊家裡又「陰轉晴」了，媽媽的生活便繼續在原來的軌道上滑行，直到小楊再次開始擔心「萬一」自己的媽媽出事。

人之常情啊，何況小楊和媽媽感情很好，何況小楊的父親就是突發心臟病去世的，這至今讓她感到內疚。

於是，我們姊弟三人加上當醫生的弟妹，又浩浩蕩蕩到了這家安養院。這次，安養院的失智老人區已經有了八、九個老人。我們和客服經理、護理人員、醫生，一一進行了交流。**考慮到媽媽現在已經基本上不認識人了，對環境也不那麼敏感了，同時又特別喜歡有人和她說話，我們覺得送她進安養院的時機到了。**

帶媽媽到安養院進行評估後，訂下了「入園」時間：二〇一五年一月五日，那時我們姊弟妹三人都在北京，小楊也還沒有走，我們可以抽空多去陪陪媽媽，讓她在新環境中，仍然可以看到熟悉的面孔，不至於因為一切都是陌生的而感到害怕。

安養院的客服經理說，**老人家來之前，一定要清楚地告訴她，不管她是否理解，都要直說，千萬不能讓她感到被騙來了。**

怎麼跟媽媽說？

告訴她「我們要送你去安養院了」？這麼說，她能理解嗎？她能知道這是我們反覆權衡後，覺得對她最好的安排嗎？她會不會覺得我們不要她了？

她的大腦已經無法理解我們為什麼會做這樣的選擇，但她的情感還活著，還能對不高興的事情做出反應。前些天，小楊阿姨幫她洗腳，她不配合，阿姨把她的腳往水裡按，她就小發了一下雷霆，罵阿姨「你這個霸道的傢伙」，驚得小楊阿姨都笑出來了。這個糊塗的老太太，居然能把憤怒表達得這麼清楚準確，一點兒不像失智啊！

幾次張嘴，我都說不出「媽媽，我們要送你去安養院了」。於是我改了一個說法：「媽媽，明天咱們去上次你去過的那個漂亮地方，你那天在那兒可高興了！」

媽媽面無表情地看著我，一點都沒有傷心難過的樣子。

我鬆了一口氣。也許，她真的已經無法理解我說的話了。但願，但願這樣能讓她少一點離家的痛苦，快一點適應新的環境吧！

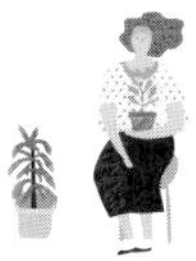

一月五日，一切都出奇地順利：

先生的車沒有堵在路上，提前半個小時到了媽媽家門口。

早上叫老媽起床，她也乖乖地起來了。早飯餵得很順，都是一大口一大口地吃下去的。

幫老媽穿上外衣，帶她下樓、上車，都沒費太大的勁。只是我，努力地不去回頭看她的房間，我害怕想到也許她再也不會回到這個家了，就像爸爸當年離開這裡去醫院一樣……

安養院的門口寫著「歡迎×××（媽媽的名字）阿姨入住新家」。我拉著老媽照相，問她「×××是誰啊？」，她一臉茫然。

看護來了，醫生來了，營養師來了，被一堆陌生人包圍著，媽媽沒有煩躁，反而因為得到了關注，臉上有幾分高興——這正是安養院與居家的最大差別！**媽媽的病情發展到這個階段，她幾乎已經記不住任何的人與事了，她不知道自己生活在哪裡，也不知道我們是誰，陌生讓她惶恐，惶恐讓她需要他人來給自己定位。因此，生活在有很多人的地方，也許對她是有幫助的吧。**

但是，我們誰也不知道，在她的記憶深處，是否還會殘留著對「家」、對「親人」的感覺，這些感覺會不會在什麼時候突然甦醒了，讓她意識到不在自己家裡？那時她會出現怎樣的反應？會鬧著要回家嗎？就像導演楊力州講的那個故事。

媽媽啊，你千萬別突然明白過來，以為我們把你拋棄了！你沒有做錯什麼，我們也沒有做錯什麼，我們只是希望你能在生命最後的幾年裡，享受到最好的照護。雖然你住進了安養院，我們也會經常去看你、陪你，就像你在家時一樣——我在心裡默默地祈求和承諾。

老媽的心，已經是一片深海，我們只能從偶爾湧起的波浪中，窺見一點點她的內心世界。

那天上午，一切都安頓好了，我們拉著她坐到了大廳裡。這是失智老人區的「起居室」，白天老人們大多會在這裡。

這裡也的確有幾分像幼兒園：有的老人抱著洋娃娃坐在沙發上，有的乖乖地坐在放好餐具的桌子旁，等著吃飯。

我拉著媽媽坐在沙發上，過了一會兒，我聽見她用小小的聲音說「回家」、「媽媽」。

雖然在自己的家裡，她也會常常要求「回家」、常常要找「媽媽」，但我還是心裡一顫，擔心此刻的她，還是敏銳地感知到了環境的變化，心理上產生了緊張不安，就

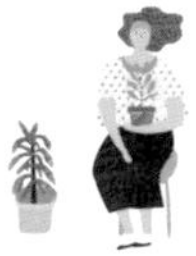

像當年那個剛從外婆家到北京就被送進幼兒園的我一樣。

如今幼兒園對於孩子入園，通常不像我們當年那麼簡單粗暴，而是會有一段過渡期的安排，比如讓父母提前帶孩子到幼兒園參觀；比如第一天上午，媽媽可以留在幼兒園裡；比如每天讓孩子和家長通一回電話，讓孩子感覺到父母並沒有不要自己……這種過渡期的安排，是為了減輕孩子的分離焦慮，讓孩子更適應新的生活。

我們也為媽媽安排了一個過渡期：在最初的兩週中，我們姊弟三人和小楊阿姨，身為媽媽的「熟人」，會每天輪流出現在安養院裡，**一方面減少她的分離焦慮，一方面也幫助護理人員瞭解她的狀態和習慣，並且可以和他們商量怎樣的照護對媽媽來說是合適的。**

媽媽「入園」後的第一週，每天晚上都是在妹妹的陪伴下入睡的。雖然妹妹住的地方和安養院只有一街之隔，但妹妹還有自己的工作，每天傍晚，她放下工作匆匆趕來，待媽媽洗漱完畢，上床入睡後，她才悄然離去。

那天晚上，妹妹在群組中報告說：老媽洗澡呢，人家很專業啊，洗頭洗澡老媽都沒嚷嚷，我在外面偷看，她美著呢，還笑呢。

呵呵，我們放心了。

安養院和居家最大的不同，是團隊照護。團隊照護的好處是專業化，護理人員會摸索出一整套辦法來。用一些小技巧來「對付」這些已經「不明事理」的老人，往往特別有效，護理人員也會少些挫敗感；同時團隊成員也會有許多的相互支持，機構也會安排管道幫助他們抒解壓力——要知道，照護失智老人實在是太不容易了！這幾年來，每次回家**我不僅僅是陪伴老媽，也是在陪伴照顧老媽的小楊阿姨，聽她訴苦，和她聊天，給她減壓。**

老媽的白天過得怎麼樣呢？

第二天上午我趕到安養院的時候，居然沒有見到媽媽。原來，看護帶著這一群失智老人到樓頂的陽光房晒太陽去了。老人們有的坐在籐椅上、有的坐在輪椅裡，一個會唱歌的老人，正帶著大家高歌，而我的老媽正跟著一起拍手呢。

熱鬧，安養院的確比在家熱鬧，即使老人不願參與其中，周圍也有很多人。

我不確定這是否能減輕媽媽的孤獨和寂寞，但至少這裡的人際互動要比家裡多了很多。

也有不放心的事，就是媽媽的大小便。因為有了便意也不會表達，在家裡時，老媽也開始偶爾尿床、尿褲子了。但有專門照顧她的小楊阿姨，能夠掌握大致的規律，時間到了帶老媽去廁所，夜裡也會叫她起來尿尿，甚至看到老媽抓著自己的褲腰，就能意識到老媽的需求，因此還沒有搞到天翻地覆、不可收拾的狀態。不管是出門，還是在家，老媽都還是那個清爽乾淨的老媽。

但到了安養院，那麼多的老人需要照顧，看護又是三班制，怎麼能掌握她大小便的規律呢？

根據護理人員的建議，我們還是給媽媽買了成人紙尿褲和紙尿片。

各種類型的紙尿褲、紙尿片，在超市很容易就買到了。針對人口高齡化催生的需求，商家總是最敏感的。

如何讓媽媽能感覺到舒服，又能減輕一點護理人員的工作量？我們仔細地研究了不同的品牌，還嘗試了不同的「搭配」——**接受限制，在限制中創造最好，我們只能這樣安慰自己和這樣去做。**

在護理人員的工作台上，每個老人都有一本專門的記錄簿。媽媽的本子上，也詳細記載了她每日的生活，包括何時大小便。看來，護理團隊是用心的，也有他們的一套辦法。

那天我去看媽媽。從電梯中出來，遠遠地看到一位看護正牽著媽媽（後來她說，是媽媽主動去拉她），在又長又寬的走廊上散步呢。看著這兩個人的背影，我覺得自己的心放下了。媽媽能把自己「託付」給護理人員，應該是已經基本上適應了吧？

當我從看護手中接過媽媽的時候，驚人的一幕發生了：媽媽竟把她的額頭貼到了看護的臉上，表示她的高興和感謝！

「嫉妒，讓我嫉妒，我媽都沒這樣貼過我！」

嘴裡雖然這麼說著，但我心裡是高興的。媽媽不是一個喜歡和人親近的人，在這個陌生的安養院裡，她能表現出這樣的溫情，是多好的事情啊。

衰老總是伴隨著衰退，這是生命殘酷的真相。直面殘酷，在殘酷中創造溫暖；接受衰退，在衰退中創造舒適，我們還會盡力而為。

（初稿於二〇一五年一月五日至十二日）

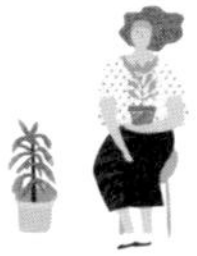

【照顧失智家人】

1去安養院之前一定要清楚地說明，不管失智者是否理解，都要直說，千萬不能讓他們感到是被騙去的。

2剛進入安養院，不妨安排一段「過渡期」，比如最初的兩週，子女、看護等「熟人」每天輪流出現。一方面為了減少他們的分離焦慮，一方面也幫助護理人員瞭解他們的狀態和習慣，並且可以與看護們商量怎樣的照護是合適的。

【照顧自己】

1衰老總是伴隨著衰退，這是生命殘酷的真相。我們學習直面殘酷，在殘酷中創造溫暖；接受衰退，並且盡力在衰退中創造舒適。

2接受限制，在限制中創造最好——我們可以這樣安慰自己，並且這樣去做。

25

安養院的失智同伴們

從陪伴失智老媽開始，
進入一群失智老人的生命故事。

晚上走出媽媽所在的安養院時，經常會被門口警衛仔細地盤問。昨晚我突然意識到，他們八成看我頭髮花白了，以為我也住在安養院裡面，要趁著月黑風高夜「飛越安養院」吧？

嘿嘿，他們不知道，其實我是一個在安養院臥底的志工！

自從把媽媽送到安養院後，為了幫助媽媽平穩地走過過渡期，我們姊弟妹三人幾乎

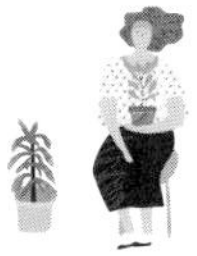

每天都會輪流到那裡陪伴老媽，我也由此開始了自己的「臥底」。

身為一個非正式志工，但隨時可以出入安養院的「家屬」，我有自己獨特的優勢。

一是多年心理諮商和志工服務的經驗，使我相信這裡有許多事情可做。不過，因為接受過專業訓練，我知道要想在陪伴媽媽的同時，還能為其他老人做些什麼，就不能莽撞行事。我需要時間來仔細地觀察，慢慢瞭解老人們的狀況，和他們建立信任關係，發現他們有什麼顯性的和隱性的需求。也需要看看如何協助護理人員，成為他們的幫手，而不是給他們添麻煩。

二是我的志工服務時間靈活，可以做得自然而然、隨時隨地，形式多樣、不拘一格。

坦白說，媽媽剛到安養院的那些天，我被大大地「Shock（震驚到）」了——從陪伴一個失智的老媽，到面對一群失智的老人，看到他們那無法言說的生命狀況，我心裡充滿哀傷，真不知道長壽到底是不是一件好事。我不願意用很負面的詞描述這些老人，但是它們真的在我心裡翻騰著。

去得多了，漸漸地認識了不少老人，**他們便從「一群」患失智症的老人，變成了一個個有名有姓、性情各異的老人，甚至我能從他們的行為中，隱隱地觸摸到他們曾經的生命故事。**

和我的媽媽一樣，他們或許也有過滿腔熱忱，有過對工作的兢兢業業，有過撫育兒女的酸甜苦辣……我開始能捕捉到他們呆滯目光中偶爾的閃亮，他們那聽不懂的ＡＤ語中所表露出的渴望，他們行動不便時的焦慮和挫敗。

不同時段的「臥底」，也讓我看到了照護人員的不容易。雖說身為這所高檔安養院的「客戶」、入住老人的家屬，我們有權利隨時發現問題，並請他們解決，不過，看到看護的辛苦，我更希望自己不是一個「挑刺」者，而是能和他們一起去解決問題。

現在，我比較常選擇在傍晚去看媽媽。我知道，媽媽的到來，給這個安養院的失智症區又增加了一個「餵飯族」和「遊走族」（遊走是中晚期失智症患者常見的行為）。如果僅僅需要餵飯，還比較好辦；如果她不肯坐在桌前，這餵飯就比較麻煩，因為還有好幾個老人需要餵飯。而晚飯後，看護輪班吃飯，偏偏那個時候老媽又特別喜歡遊走，已經沒有能力讀書、看電視的她，便在遊走中消耗著時間和精力。

不知道傍晚是否也是媽媽最想家的時候，當這樣想的時候，我是在假定她還有能力

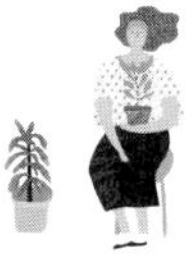

「想家」，還能察覺出不是在自己家裡。其實，從她見到我時的反應看，她已經認不出我是誰了。

不管怎樣，在太陽漸漸落下的傍晚，去給媽媽餵一頓飯，去陪著她在長長的走廊裡溜達，也許就最能讓她有「家」的感覺吧？

結果我發現，這時也是最需要志工服務的時候。

L奶奶

昨天晚上，因為有個看護病了，晚飯時的人手就吃緊起來。好吧，我也不把自己當外人了，一邊給不肯坐下的老媽餵飯，一邊照看著旁邊的百歲老奶奶。這個老奶奶可真是了不起，大多數時候還能自己吃，不過也有「耍賴」不肯吃的時候。我拿起湯匙，將看護已經切碎拌好的飯菜盛起來，老太太還真給我面子，我一說「L奶奶，張嘴」，她就把沒有幾顆牙的嘴張開了，吃了一勺一勺又一勺，比我老媽還聽話！

餵完了老人們，護理人員要輪班吃飯，留下來值班的看護又要照顧大廳中的老人，又要帶有需要的老人回房間大小便，眼睛和手腳都不夠用。好在我是「四眼」（戴眼鏡），我可以用我的四眼不斷「掃射」，看到哪個老人想起來了，就過去扶一把。

S阿姨

S阿姨和我媽一樣，也是一個「遊走族」，她目前的智力似乎還保持在可以識別環境的程度，因此每到傍晚，她就特別不安分，總想找到樓梯和電梯。好吧，反正我的老媽也坐不住，乾脆就一手一個，牽著兩個老人溜達。

有的時候，我老媽想往東，偏偏S阿姨想往西，站在中間的我被她倆拉扯著，都要把我給「五馬分屍」了，呵呵。

J阿姨

J阿姨也是這一層中「智商」還比較「高」的一個。在上午晒太陽的時候、傍晚等待吃飯的時候，她常常會為老人們唱歌，媽媽也會在歌聲中跟著拍手（在安養院，媽媽的人際互動顯然比家裡多了許多）。

我知道，唱歌跳舞不僅能讓J阿姨對自己有更好的感覺，也能給這片「精神荒蕪」的區域帶來一些生氣。所以，我一邊牽著媽媽和S阿姨、一邊和J阿姨聊著天，問她會跳什麼舞。J阿姨立刻高興起來，說：「我們那時去勞軍，什麼舞都跳！」

我說：「會跳民族舞嗎？」

「會啊……」J阿姨說著就把雙手提到胸前，哼起一首蒙古舞曲，扭動腰肢和雙臂跳了起來。那曲子我也會，趕緊跟著一起哼。

一曲蒙古舞跳了沒幾下，J阿姨說「忘了」。沒關係，咱們再跳朝鮮舞、藏族舞、新疆舞……

穿著紅毛衣的J阿姨，臉上都是快樂的光芒。

隔著十幾公尺遠，永遠坐在桌前發愣的Q教授扭過臉來了。他看著J阿姨，嘴角上的肌肉鬆弛了，眼睛裡有了一點光……

我這算是志工服務嗎？一開始我並沒想過，只是想幫個忙，做點自己能做的事情而已。

當看護幫助媽媽洗完澡，媽媽安安靜靜上床睡著時，我收拾東西走出了安養院。想到今天自己做的事情，我突然發現原來自己是臥底在安養院的志工啊。雖然不會有人給我發志工服務證書（在媽媽的安養院裡，也常常會有公益團體的志工來服務）。

面對回家的漫漫長路，心裡彷彿感到，這樣的往返奔波，好像有了更大的意義。

（初稿於二〇一五年一月二十一日）

26
霓虹燈下的安養院

這對老夫婦，一個阿茲海默症、一個帕金森氏症，一起住在這裡。

窗外，街對面小飯館的霓虹燈亮了。在長長的走廊盡頭，透過沒有拉上的窗簾，三環邊上的五星級酒店，也神氣十足地點亮了自己的招牌，還上上下下地跳動著紅點綠點。

我一隻手牽著媽媽，一隻手牽著S阿姨，在走廊上晃蕩著、晃蕩著，直到我都走累了，三個人才倒在長沙發上。

此時，看護正一個個地把老人們推到自己的房間中，幫他們「三洗」（洗臉、洗腳、洗下身），安頓他們睡下。

我這才注意到，Q教授那張桌子早就空了，似乎吃完晚飯就沒有見到他，或許他是第一個進屋入睡的？

Q教授

Q教授好像是個離群的人，我總是見到他一個人坐在一張桌子旁，連吃飯都不到大桌子來。那張方桌上，也總是放著一個黑色的舊提包。**我猜，這個須臾不可離開的包，對眼下的Q教授來說，可能就是他內心世界中最寶貴的東西，是他生命價值的認證物，是他與曾經的人生之間的重要連結吧。**

或許，很多年裡，他就是背著這個包包去給學生上課？或許，這個包包裡裝過他的科學研究報告和學生的博士論文？或許，參加學術會議時，機票就塞在這個包包裡？

除了吃飯，除了看護給他喝水，Q教授就這樣一分鐘一小時一上午一整天地呆坐桌前，望著他的黑色提包，不說話，不走動，不笑，也不哭。

我被這巨大的寂寞震撼了。我不敢看，怕自己哭。

有一次，我牽著媽媽走到Q教授的桌子旁，我對他說：「您好啊，Q教授。」

Q教授似乎露出了一抹笑容，不到一秒鐘的笑容。

我拿起櫃檯上的杯子，餵媽媽喝水。Q教授看到了，舉起他的保溫杯，示意我他想把他的水給我們。

我接過他的保溫杯，沒有打開蓋子，只是象徵性地往媽媽的杯子裡倒。看護看到了說：「你還是倒一些吧，他明白的。你不倒，他會不高興。」

我只好打開Q教授的杯子，把他的水倒在媽媽的杯子裡。

Q教授用混濁的眼睛看著我，嘴裡發出「嗯嗯」的聲音，好像在表達他的高興。

Q教授，在他漫長的生涯中，一定是一個願意分享的人吧？也許，他喜歡和學生們分享他的治學經驗，和同道們分享他的研究心得，和朋友們分享他的快樂經歷。而現在，他能和別人分享的，只是一杯水了……

又一個晚上，我牽著媽媽的手走到了Q教授的身邊，我向他問好，他的臉上露出些許高興的表情，這讓我鼓起勇氣來再和他多一點互動。

我問他，「Q教授，您是教什麼的啊？」

Q教授的嘴角動了又動，但這個問題似乎太複雜了，讓他難以回答。

我又問他，「是數學嗎？」

「不，不……」Q教授聽懂了，努力用自己的方法做出回應。

「是物理嗎？」

「不，不……」Q教授又否認了。

「是工程嗎？」

Q教授搖頭。

清華大學的科系太多了，我想我問不出來了。

這時，Q教授把桌子上的黑包包往前拉了拉，打開上面的拉鍊，取出了一個紅色的東西。

這是一份榮譽證書啊！

Q教授打開了這一份紅通通的榮譽證書，是一個專業協會的全國會議發給他的。在證書套中，還有一張紙，上面印著「國立清華大學」字樣，有當時的工學院院長簽名。我不知道這張紙到底是什麼，我猜可能是Q教授當年的學生證，我留意到上面的日期是西元一九五〇年。

正當我感慨萬千的時候，Q教授又從包包中取出了一樣東西，是一張裝在塑膠套子中的卡片，我一眼就認出，那是清華二校門的明信片，照的是二校門的夜景！Q教授顫顫巍巍地想把卡片從套子裡取出來，但是他已經做不了這樣精細的動作了，努力了幾次都沒有成功。

清華的二校門，原來是清華的主校門，後來清華擴建，有了新的主校門，這座最早的校門就屈居老二了。大概每個清華的學生、每個到清華大學遊覽的人都會在這裡留影，因為它是清華大學的象徵。

一份榮譽證書、一張清華二校門的照片，Q教授一直把它們帶在自己的身邊，放在觸手可及之處，因為那是他生命的見證，是他最為自豪的人生經歷。

我不敢在Q教授面前再停留了，我怕自己忍不住淚水。我想，衰老與失智奪去了Q教授許多寶貴的能力，但是他的內心深處，仍然知道並認同自己是清華人，清華大學與他的生命已經合而為一了。我希望，這樣的感覺能一直伴隨老人走到生命的最後……

G阿姨

「回家，我想回家。」坐在輪椅上的G阿姨對著年輕的實習看護說。二十出頭的小姑娘撫摸著G阿姨的手說：「好，好，一會兒我們就回家。」

我猜不出G阿姨的年齡。她皮膚光滑白淨，頭髮一絲不亂，身上穿著淡駝色的毛衣，常常是坐在輪椅上一言不發，而且活動區域也主要是在接待櫃檯附近，不怎麼和大家湊在一塊。

我有一種直覺，她應該是個知識分子。也許更準確的說法是：她曾經是個知識分子。

我的確猜對了，她居然和媽媽是同一個部門的。可惜她的生命故事已經埋在輪椅下面，無法被我所知。

我牽著媽媽的手走過去，指著媽媽問G阿姨，「您是××單位的？我媽媽也是××單位的。」

G阿姨睜大了眼睛直直地望著我，好像在說「是嗎」，又好像在說「我不認識你」。我能感覺出，G阿姨並不想和我們互動，只好禮貌地和她說了「再見」。

G阿姨被推回房間裡了，不知道她會不會覺得那就是「回家」？

照護媽媽的經驗讓我知道，**失智老人們喊「回家」，有著特殊的含義：他們的大腦衰退到一定程度，已經完全不能辨識自己的生活環境和周圍的親人，因此，即便是生活在自己住了幾十年的家裡，他們也會想「回家」，「回家找媽媽」！**

我只是不知道，在什麼時候、什麼情況下，他們「回家」的願望就會突然冒出來？

是日之夕矣，天漸漸黑下去的時候嗎？

是大腦中那些已經糾纏在一起的神經細胞，突然伸開搭上了其他神經細胞的突觸，讓他們一瞬間明白了自己不在自己家裡嗎？

是身體上的某種他們無法表達的不適，喚醒了他們嬰兒時期的記憶，讓他們本能地想要「回家」找「媽媽」嗎？

G阿姨眼神裡那堅定中的茫然，也是我不敢直視的。好在，G阿姨的女兒和女婿是這個照護區中最孝順的孩子，他們幾乎每天都會來看G阿姨，G阿姨也總是一遍遍念叨著女婿的名字，她大概早已把他當作自己的兒子。

有孩子的地方就是家吧，我想G阿姨一定是這樣感覺的。

W伯伯

大廳裡的老人愈來愈少了。在接待櫃檯前，W伯伯拿著一支筆，從上到下，在報紙上一行行地劃過，專注得彷彿一切都不存在了。

看護推出了一個老人，正是和W伯伯一起住在這裡的老伴兒。到安養院參觀的時候，這個老太太告訴我，這裡挺好的，他們挺細心的。我當時很驚訝，一個失智老人

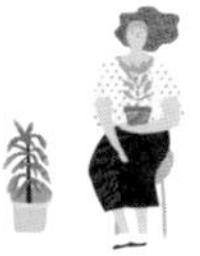

能這麼清楚地表達？原來，老太太患的是帕金森氏症，肢體不受控制了，頭腦卻一清二楚。他們兩個，一個阿茲海默症，一個帕金森氏症，就都住到了這裡。

媽媽有一對老朋友，幾乎和這老倆口一樣，只不過是女的阿茲海默症，男的患帕金森氏症。當「帕金森」叔叔不得不住院治療時，「海默」阿姨就會滿世界去找。老幹部局不只一次為他們找了居家看護，都被「海默」阿姨趕了出去。他們唯一的女兒遠在美國，不可能照顧他們。無奈之下，「海默」阿姨被送到了老年病院，直到「帕金森」叔叔離開人間，他們都沒有再見面。我們都說，他們如果早一點一起住進安養院就好了，至少能彼此陪伴終老。

看護為老太太的腿塗上按摩油，一點點地按摩著。W伯伯仍然旁若無人地坐在那裡「看報紙」。雖然兩人之間並無任何互動，但畢竟是生活在一個空間中啊！

望著燈光下W的側影，我很好奇夜裡經常鬧著不睡的他，此刻為何能那麼安靜？也許，他原本就有每天看報紙的習慣，就像媽媽患病後拿著一張顛倒的報紙，也能一看半天一樣？也許，幾十年來他習慣了在報紙社論中尋找某些特別的資訊？

不管看報紙在他的一生中有何意義，在他當下的一日中，能有這樣安靜投入的時段，對他、對護理人員都是幸事吧。

在所有的老人回房睡覺之後，這個W伯伯從報紙上抬起他雙眼的時刻，也就是開始躁動的時刻。為了確保他的安全，護理人員只能讓他睡在大廳裡……

漫漫長夜，W會感到孤獨寂寞嗎？他如何排遣他的寂寞和孤獨？當窗外只剩下霓虹燈的閃爍時，如果進入到他的內心世界，那裡面是否還有蒼茫大地上的沉浮和世界風雲的變幻？

廳裡的大電視一直開著，兩個坐在輪椅裡的老人貌似在觀看，但他們太安靜了，安靜得對節目沒有任何反應。球賽精采得分，他們沒有歡呼；電視劇裡死了人，他們也不會傷心。其實，是看電視劇還是體育賽事，老人們都無所謂，家庭裡的遙控器大戰，在這裡不會有一絲硝煙，因為——別管什麼節目，老人們基本看不懂了。

你能相信，有人連電視都看不懂嗎？如果你養過小孩，你一定知道，即使是一歲的寶寶，看到電視裡的廣告也會做雀躍狀。

但是**對於患有失智症的老人來說，那些不斷閃爍變換的畫面，那一串一串湧出來的聲音，實在都太快了**，就像一個殘疾人，面對著一台發球機，前面的球還沒接住，後面的又飛過來了。何況，老人們的大腦還在不斷地「洗板」，剛看過的畫面就被洗掉了，無法完成有邏輯的連結，也就無法形成可以理解的意義。

節目雖然不能理解，但是這台大電視，對這個大廳，還是有著特殊意義。它端端正正地放在前方，為老人們定位了一個視覺中心，也定位了一個心理中心。

L教授

L教授是這個中心的常客，不過我猜，如果能夠選擇的話，她一定會避開這個中心，找個安靜的地方待著。她之所以會在那裡，是看護用輪椅把她推到那裡的，而她已經不會表達自己的意願了。

我是過了好幾天才把L教授記住的，因為她太像班級中那種影子一樣無聲無息的人。

看護們說，從來沒有聽到過L教授說話。

這個曾經以說話為職業的人，已經喪失了說話能力，但是沒有喪失一種氣質。她總是安靜地坐在輪椅上，穿著天藍色運動服的小小身子陷在裡面，小小的圓臉盤上帶著淺淺的笑容。

L教授的笑容很特別，似害羞似淡定，靦腆得像個小女孩又慈愛得像母親。所以，即便她很安靜，沒有任何聲音，你仍然能感到她還有個內心世界，甚至她還努力地守護著這個內心世界，就好像守護著一個祕密基地。

吃完晚飯，看護從輪椅中把L教授拉起來，用雙手牽著她的雙手，引導她去上廁所。我看到她很認真地挪動著彎曲的腿腳，不掙扎，不耍賴，臉上仍是這害羞又淡定的笑容。

上完廁所回來，看護把她放到了我們坐的沙發上，為她墊上了兩個靠墊，她才能靠在沙發上。不一會兒，L教授的身子就歪了，腦袋靠在了媽媽的肩膀上。也許，她以為此刻靠著的，是自己母親的肩頭吧？反正那個地方，是挺舒服、挺值得信賴的。

我側過身去，對著L教授笑笑，說了聲「您好」，又握了握她的手，算是打過了招呼。

L教授微笑地看著我，彷彿很願意和我產生連結。

我對著她伸出一根指頭，對她說：「1——」

「1。」我聽到了L教授的聲音！

「1點。」我再次嘗試。

「1，1點。」

L教授又發出了小小的聲音，就像一個剛剛開始學說話，又有點怕說錯的孩子。

我大喜過望，又伸出了兩個指頭，「2——」

L教授露出了一絲迷惑，張了張嘴，卻什麼都沒說出來。顯然對她來說，這個升級有點太難了，暫時無法完成。

我問看護，L教授在哪所大學工作、教的是什麼，看護說不知道。

不過，L教授的笑容，讓我可以十分有把握地說，她一定是那種既兢兢業業、又對學生非常關心和體貼的好老師；在家裡，她應該也是個溫柔的妻子、慈愛的媽媽吧。

S阿姨

「啪」，護理人員把大廳中的一排燈關掉了。

除了在接待櫃檯專心致志看報紙的W伯伯、半醒半睡地坐在電視機前的Z奶奶，就剩下長沙發上我們這四個人了。

剛才還和我們一起閒晃的S阿姨，這會兒在我的右邊打起盹。

S阿姨是這群老人中的年輕派，腿腳好像還挺有勁。根據我這幾天的觀察，S阿姨的病程顯然比大多數「小朋友」要「落後」，也就是說，還沒有進入晚期。

但這對於護理人員來說，實在算不上什麼好事，因為失智症中期的病人，才是最難照護的——這不健全的心智一旦運作起來，一些奇怪的行為就會出現，比如藏東西、找東西。而且，**他們雖然已經不能現實地思考，卻還會表達自己的願望，但是當這些願望不能滿足時，那分心焦讓他們無法安靜下來，他們就成了走廊和大廳中的「遊魂」。**

媽媽「入園」的第一天下午，S阿姨就拉住我問：「咱們不是出去嗎？」「咱們不出去了？」「他們不是說來接咱們嗎？」「咱們什麼時候走啊？」

S阿姨好像隨時都想走，我覺得她明白自己是被關在一個地方了（為防止失智老人走失，樓層的門需要刷卡才能打開。他們沒有卡，也沒有了刷卡的能力）。我們一起散步的時候，她會拉著我一直走到走廊的盡頭，推推紅色的玻璃大門，然後嘆息一聲，「門怎麼關著呢？」我們順著走廊往回走，她又看到了房間的門把，轉了轉把手，又嘆息一聲，「打不開！」

S阿姨是小學老師，她能清楚地告訴我，自己既教數學、也教語文。當我幫了她點小忙時，她也總是說：「謝謝你啊，你真是個好人啊！」

我笑著回應她，「您真不愧為老師，知書達禮啊。」

那個時候，她就會有點害羞地笑一下，安靜片刻。

但是，沒一會兒，S老師又開始了遊蕩、尋找。

怎麼樣能讓S阿姨少一點焦慮呢？我試圖讓她幫助媽媽，比如牽著媽媽的手散步，或者幫助一位很想走動、但步伐不穩的H阿姨。S阿姨非常樂於這樣做，但是卻又總擔心自己沒做好，動不動就開始自責，擔心別人會說自己。我在這自責中，看出S阿姨是個責任心特別重的人。我對她說：「您過去一定是個很負責任的老師吧？」

S阿姨眉頭鬆開了，用她的東北口音高興地說：「我就是特別有責任心，咱不能誤人子弟，是不是？」

我猜，S阿姨一生經歷過不少讓她操心的事情，也是依靠對人的熱情和極為負責的精神，讓她在漫長的歲月中活出了自我吧。

我多麼希望，S阿姨能放下焦慮和自責，更輕鬆從容地享受剩下的歲月啊。

L奶奶

好奇怪，別人都一個個進屋睡覺去了，百歲的L奶奶卻還精神十足。她懷裡抱著個洋娃娃，卻把頭轉向我，問我，「我媽哪去了？我媽什麼時候來啊？」

一個百歲老奶奶抱著洋娃娃，卻讓我幫她找媽，這麼穿越的場景，讓我不知道該笑還是該哭。

L奶奶是這裡年紀最大的老人，也是最可愛的老人。我喜歡遠遠地觀察她和那個娃娃互動：有時她會把娃娃豎著抱起來，親親娃娃的額頭，再放到自己的腿上，揪揪娃

我和我的
失智媽媽

照顧好失智家人，並照顧好自己

娃的頭髮，擦擦娃娃的小臉，對著娃娃的小腦袋嘮叨著什麼；有時，她會把娃娃放在臂彎裡，另一隻手輕輕地拍著，像是在哄娃娃睡覺。甚至，她會用自己的衣襟把娃娃包裹起來，緊緊地摟在懷裡，好像生怕把娃娃凍著。

L奶奶抱娃娃的動作是那麼有愛，讓我好生陶醉。我想，只有發自內心愛過孩子的人，才會把娃娃抱成這個樣子。

老人家常常會問旁邊的人，「你是馬家營的嗎？」旁邊的人逗她，「是啊，我是馬家營的。你不認識我嗎？」「你是馬家營東頭的還是西頭的，我怎麼不認識你？」老奶奶說。馬家營，是她的家，準確地說，是她的婆家。而她的娘家，我們所有的人都知道，是「劉家莊」。

有時老人家也會說：「你是馬家營的，你怎麼不送我回家啊？」

老人家這輩子肯定養過很多孩子，自己的孩子，孩子的孩子……也許，養育孩子就是她這輩子最大的快樂、最大的成就吧。

週末的時候，老奶奶的家人來了，半大的男孩子、沒長熟的年輕女孩，不知道是孫子輩還是重孫輩。他們在老奶奶身邊待了兩三個小時，這真是令我驚訝。是什麼讓他們願意陪在L奶奶身邊呢？

也許，那個洋娃娃知道所有的祕密。

安養院的失智老人區，給了我一個觀察老人的機會，更給了我一個認識生命的機會。

（初稿於二〇一五年十一月十五日）

【照顧失智家人】

1 失智老人的大腦衰退到一定程度，已經完全不能辨識自己的生活環境和周圍的親人，因此，他們會想「回家找媽媽」。

2 失智症中期的病人雖然已經不能現實地思考，卻還會表達自己的願望，但是當這些願望不能滿足時，那分心焦讓他們無法安靜下來，就成了屋裡的「遊魂」。

27

上醫院記

一旁候診的中年男人百感交集地說，
現在家裡需要他照顧的是四個老人。

流感來了，安養院裡好幾個老人發燒了，我的媽媽也發燒了。

和往常一樣，我在晚餐時趕到安養院，想親自餵媽媽吃晚飯。走出電梯，瞥了餐桌一眼，媽媽沒坐在那裡。這也沒什麼，身為一名「遊走族」，她常常不肯坐在餐桌旁吃飯。但怎麼站著的人裡面也沒有她？

我往沙發上掃過去，發現沙發上歪著個灰色的身影，好像是她，但是看著歪得有點

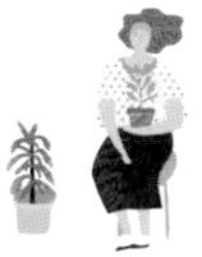

不正常啊。

三步併兩步走到她身邊，發現媽媽閉著眼睛、鎖著眉頭，面容顯得很痛苦。旁邊端著飯的年輕看護想餵她，但怎麼叫，她都不張嘴，也不睜眼。

這是怎麼了？看護說，下午的時候她還好好的，四點鐘量了體溫，沒有發燒，不過後來媽媽就開始愛睏，怎麼也不肯睜眼，現在摸起來也有點熱。

幾年來，雖然媽媽的失智症症狀愈來愈重，卻很少發燒感冒。突然看到媽媽這副樣子，我心裡有點緊張。除了發燒外，我似乎更擔心媽媽的昏睡。別是有腦中風吧？

安養院的醫生來了，幫媽媽量了體溫，三十七・六度C，有點燒。醫生說，還是去醫院的發燒門診做個檢查，看看是不是得了流感，安養院裡有好幾個老人發燒了，有流感。除了看發燒，也去神經內科看看，做個腦部電腦斷層檢查。

打電話給弟弟、妹妹。我一個人，無法想像如何帶著這樣的老媽去醫院。好在妹妹剛到家，她說：「馬上過來。」

我和看護一人一邊攙著媽媽往她的房間走。神奇的是，行走似乎讓她清醒了起來，坐到房間的椅子上，臉色也紅潤了些。我想，趕緊讓她吃點東西，去醫院還不知道幾點能回來呢！

細心的看護把小米粥和發糕都用微波爐熱過了，我和趕過來的妹妹一起，一點點餵給媽媽，她居然把一碗粥全都喝下去了，發糕也全吃了。吃了飯的媽媽看上去精神又好了一些，看來不像腦中風。

外面天已經黑了，要不要帶媽媽馬上去醫院？我們有些猶豫，不是因為怕麻煩，實在是因為**媽媽現在已經完全不能夠像常人那樣去理解外面的世界了，天黑會讓她感到特別害怕，一害怕，她就會抓狂。**

要不要讓先生馬上開車過來？有個熟人開車，媽媽會不會好一點？但是此刻，先生正獨自照顧著九十二歲的老爸，老爺子前一天夜裡上廁所沒開燈，跌了一下，也準備明早去醫院呢。

但安養院的醫生還是希望媽媽能盡早去醫院，她說醫院可以做快篩，馬上就能知道是不是流感。如果是流感的話，醫院的特效藥可能會很快控制住病情。

好吧，下決心走吧！

妹妹用網路叫車。但是幫媽媽穿衣服真的是費了好大力氣。她不明白為什麼要她穿

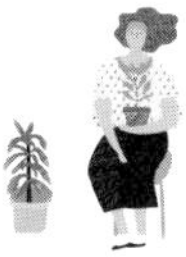

衣服，說什麼也不肯把胳膊往袖子裡伸。最後在兩名看護的幫助下，總算穿上了。

幸虧是專車，司機很有耐心，我們一邊哄著媽媽、一邊把她往車裡塞，我在車裡拉，妹妹在外面抱。媽媽在車門口掙扎，好一陣子才上車。

醫院外面除了「急診」的霓虹燈亮著，四周一片漆黑。我和妹妹又是一場苦戰，才把堅決不下車的媽媽弄下了車。

負責檢傷分類的護理師給了我們一支體溫計、一個口罩。

對常人來說，量體溫和戴口罩都是再簡單不過的任務，可是**媽媽不能理解啊！任何加諸她的事情，都讓她感到不安全，都讓她覺得是被侵犯。**她反覆地把口罩抓下來，我們只好絕望地讓她暴露在交叉感染的危險中，勉強完成了量體溫的任務。好在，三十七・四度C的體溫沒有再增加我們的焦慮。

進了診間，媽媽不肯坐下來，醫生只好站起來為她聽診、檢查咽喉，並從鼻腔中取樣。醫生說，還是驗個血吧，如果她實在不能配合，可以退錢。

頭大啊，光是脫衣服露出手臂就不知道要花多少力氣，就別說扎針和衣服脫了還要再穿上。幸虧老媽手部的血管特別粗，我和妹妹一邊一個連抱帶抓，讓護理師放心地扎。一針下去，媽媽慘叫起來，「啊！你們要害死我啊！」

這一聲慘叫驚動了保安、驚動了候診的病人，人們以為出了醫療糾紛呢，紛紛往裡面探頭看。我們一邊幫媽媽按住針眼、一邊趕緊又是摟抱又是親吻，讓媽媽安靜下來。

一個中年男人過來問怎麼回事，妹妹告訴他媽媽是失智老人，中年男百感交集地說，自己的老爸也是，而且**家裡需要他照顧的是四個老人。**「唉，也許我前半輩子太順了吧，後半輩子就要多承擔些。這也是給我一個機會吧。」中年男幾分無奈、幾分勇敢地說。

「不容易啊，真不容易啊，你也好好保重。」我們對他說。

候診椅子上的一位阿姨，看著我們姊妹兩個帶著媽媽，輕輕地說了一聲「真好」，眼睛裡竟有了淚光。

雖然，化驗結果顯示媽媽沒有患流感，只是普通的感冒，但是我們姊妹兩個一點也輕鬆不起來。

去年的體檢，媽媽因為不能配合，只勉強完成了驗血和心電圖。做超音波時，我三次把她放到床上，她三次從床上下來，最後只好放棄。

不到一年，她又退化了很多。這次看病，更讓我們擔心，以後媽媽病了，該怎麼檢查、怎麼治呢……

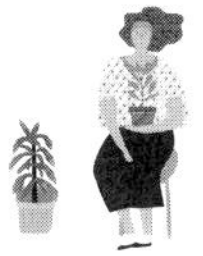

回程又是一番苦戰。等回到她明亮的房間裡，幫她脫了衣服，看到她基本恢復了常態，我的肚子也開始叫了。已經九點多了，我和妹妹都還沒有吃飯。

住得近的妹妹讓我先走，她要餵媽媽吃完藥，等媽媽睡著，才回去。

走到大廳裡，看到百歲的奶奶坐在那裡，身上接著心電圖監護儀。她七十多歲的女兒、四十多歲的外孫，還有不知道是兒女輩還是孫子輩的人，成群圍著奶奶。

看到這場面，我覺得好感動，也有點心酸——身為獨生子女的父母，我們不會有這樣的福氣。**如果我們失去了獨立生活能力，如果我們病了，如果我們不幸也失能、失智了，孩子要承受多大的壓力？**

大街上，火樹銀花的，哦，明天是情人節，然後是年三十。

生活還在繼續。

生活總要繼續。

唯願流感不要繼續了。

（又：媽媽今天好了很多，妹妹傳來照片，老太太又有了神采！）

（初稿於二〇一五年二月十四日）

【照顧失智家人】

帶失智者上醫院大不易。比如對一般人來說，量體溫、戴口罩都是再簡單不過的事，可是他們不能接受。不是無理取鬧，而是無法理解，那些對他們所做的事情，讓他們感到不安全，覺得是被侵犯。

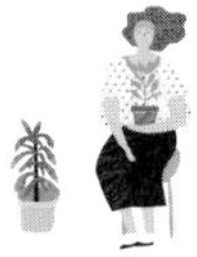

28

「綁架」老媽過年

有媽媽的年，
我們過得很珍惜。

羊年到了。

爸爸去世後的二十多年裡，每年過年，我們都會選擇一天在媽媽家聚餐，之後再輪流邀請媽媽去各自的家中。今年，媽媽進了安養院，這個「年」該怎麼過才好？

妹妹說，找一天把老媽接出來，到和安養院只有一街之隔的她家聚。妹妹發出邀請時，有些傷感地說了一句，「以後能這樣聚的日子不多了。」

日子訂在了大年初二。之所以不是除夕、不是大年初一，是因為我還有九十二歲的公公，弟弟和弟媳家也有兩個快九旬的老人，他們也都需要陪伴，各自也要安排大家庭的聚會。

除夕之夜怎麼辦？妹妹自告奮勇去安養院陪媽媽，一直到媽媽安然入睡。

天氣預報說，初二有雨又下雪，再加上前幾天的醫院之旅，讓我仍然「心有餘悸」，實在沒有把握能讓媽媽順利「飛越」安養院。我對妹妹說：「我們還是先預備著，如果老媽堅決不上車，那我就留在安養院，餵她吃完午飯，再到你家來。」這就意味著，家庭聚餐的核心人物——媽媽，或將最終缺席。

上午十點多，我和先生開車到了安養院，弟弟和弟媳已經到了。看到媽媽穿了我幫她買的新羊絨衫，我心裡挺高興的。再怎麼說，也是過年啊！

如何在一個雨雪天，把已經「不明事理」的媽媽弄出門、弄上車、弄下車、弄上樓？難啊，真是難。於是我動了不少「小心思」：

安養院裡的溫度比較高，外面溫度比較低，也許這個溫差可以利用一下，讓她因為感覺寒冷而願意往車裡鑽？

盡量減少不必要的程序，比如穿穿脫脫的事情？

要先生把汽車開到大廳門口，我和弟弟、弟媳帶媽媽下電梯，在出大門前才幫她穿羽絨衣，免得她覺得燥熱。可是，才穿進了一隻袖子，她老人家就不幹了。媽媽脾氣一來，就沒戲唱了啊。我們只好將就著她，不再幫她穿第二隻袖子，而是由弟弟緊緊拉好她的衣襟，不讓她受風寒。好在，大門和車子之間只有三、四步路，門外有頂棚，媽媽也不會淋著，只要動作快，應該不會凍著她老人家。

說時遲那時快，我們幾個就像一支訓練有素的特戰部隊，很有默契地開始行動：我幫媽媽戴上了帽子，一把拉開大門，弟弟摟著媽媽往外走，先生打開車門，弟媳爬進車裡，我們把媽媽往車裡抱，弟媳婦在裡面往車上拉。雖然媽媽叫著「幹麼啊」、「幹麼呀」，但終究「寡不敵眾」，被我們塞進了汽車。

車開了，我回頭看到媽媽因為生氣而拉長的臉，真不知道該哭還是該笑。希望她見到妹妹時，就能忘記這一切吧！

能把媽媽弄上車，只是「萬里長征走完了第一步」。下車，同樣是一場苦戰。

車門打開，媽媽兩手抱在胸前，一副「我就不下車，看你們怎麼辦」的樣子。路邊不能長時間停車，她的大腦也早已消化不了「道理」，開著車門也冷，情急之下，我們只能再次連哄帶抱把她弄下了車。旁邊的路人聽到老太太的叫聲，引頸向我們這邊張望。

是啊，不理解「失智」是怎樣一種狀態的人，看到這情形，八成以為我們綁架了老太太呢！

由於汽車不能開到妹妹那一區門口，媽媽還要和我們一起下車後，穿過大門口進去。可是大門口的穿堂風又把媽媽惹惱了，她連連後退，說什麼也不肯出去。地上不行，就走地下吧。搭上大門口旁的電梯，我們到了地下車庫，再扶著媽媽穿過車庫（好在裡面不算太黑），到達妹妹那區的電梯口。萬幸的是，進出電梯時，媽媽雖然極慢極慢，卻還願意走。就這樣，我們成功地完成了媽媽的「空間大挪移」。

三個子女都在跟前，三個子女想和她一起過年，媽媽心裡明白嗎？高興嗎？

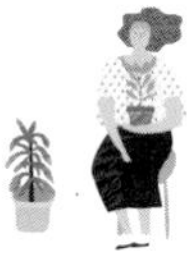

我們已經判斷不出媽媽是否明白了。她神情淡然，又開始像遊魂一樣在妹妹家中走來走去。**我們唯一能做的，就是去握住她的手，讓她感覺到安全。**

飯菜準備好，所有人都就座了，媽媽仍然不肯坐下來。舉杯祝福的程序，只好免了吧！「祝媽媽身體健康」這樣的話，說著也太蒼白了。

我站著餵媽媽吃妹妹炒的蝦仁、自製素什錦，慢慢哄著她坐了下來，把飯餵完。

大家都吃飽了，妹妹提議和媽媽合影。我們都知道，合影是我們能夠「留住」媽媽的唯一辦法。合影是件再簡單不過的事情：站在一個地方，看鏡頭，笑，完工！可是這些簡單的指令和動作，媽媽都理解不了、完成不了了。結果，在什麼位置合影，只能完全取決於媽媽，她轉到哪個方向，我們就馬上跟著她轉到哪個方向，迅速排好隊。「看鏡頭！媽媽看鏡頭！」喊來喊去，鏡頭中的媽媽大多還是走神狀。

鏡頭裡留下的媽媽，不那麼喜笑顏開，更不那麼神采奕奕，甚至目光空茫，但有媽媽的年，我們過得很珍惜。

把媽媽送回安養院，我們都知道，以後的家庭聚會，就只能在安養院裡進行了。

（初稿於二〇一五年二月二十日）

【照顧失智家人】

面對重度失智者，當他們開始走來走去時，我們無從得知原因，但是可以試著握住他們的手，至少有助使其感覺到安全。

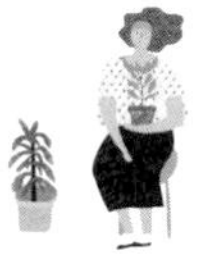

29

我媽媽，特立獨行的「小lulu」

眼神、動作、語言，
其實都悄悄建構著照護的氛圍。

一轉眼，媽媽進安養院已經半年了。

半年，意味著打破了那個「魔咒」啊！一位在美國從事失智症研究的華裔專家曾勸我：能不送最好不送，送進去會衰退得更快，頂多就是半年吧。

「頂多」什麼半年？她沒說出來，我也懂。

現在，半年過去了，老媽依然無恙。雖然她略瘦了一些，吃東西略少了一些，但還能自己四處走動，也適應了安養院早睡早起的時間表。夜裡除了看護叫她上一次廁所外，可以安穩地睡到天亮。看上去，她還是那麼乾乾淨淨，清清爽爽。看護們一聲「小lulu」，就能讓她開心地笑起來。

不僅老媽，失智症區的所有老人，包括百歲的L奶奶、九十七歲的Z奶奶、患糖尿病的H阿姨、幾乎從未開口說話的L教授，還有其他的「輪椅老人」，全都好好地活著。雖然也曾有人患流感，也曾有人用過心電圖監護儀，但半年裡整個二樓沒有失去一個老人，這完全出乎我的意料。我覺得多少算是一個奇蹟吧。

但這個奇蹟是怎麼回事？

是因為護理人員對老人的身體照顧得很周到嗎？

在安養院三天兩頭地進出，我一直在悄悄地觀察著看護們的工作。開飯時，我看到他們為了讓老人多吃一口，花了多少心思、想了多少「招數」，各種的「連哄帶騙」。就寢前，我看到他們為坐在輪椅上的老人按摩，一個個幫老人洗臉、洗腳；最需要「技術」的當屬洗澡，那一招一式都是經過訓練的。還有一天幾次來餵藥的護理師，又是怎樣一次次哄著老人把藥吞下去，請他們張開嘴檢查。還有定期來幫老人修腳的師傅，如何在護理人員的協助下，艱難地完成工作……

我不敢說老人們得到護理團隊百分百的精心照護，因為他們實在有忙不過來的時候。我也不敢說，團隊照護就沒有風險。但這麼高齡且患有失智症的老人，即便在家，風險也同樣存在，甚至更大，因為看護不可能二十四小時都在身邊，除非請兩名以上的看護，但那又免不了要處理看護之間的矛盾，你還需要不斷給看護情感上的支持。

也許，在這家安養院裡和在家裡最大的不同，就是這支護理團隊營造出的某種氛圍。

「氛圍」這個詞很虛，不光是環境布置、燈光調整，其實人們的眼神、動作、語言，也都在悄悄地建構著這個所謂的「氛圍」。

就從護理人員對媽媽的稱呼說起吧！

媽媽剛進安養院的時候，看護們稱呼她「陸老師」，表示尊重。奈何媽媽卻對「老師」一毫無反應，因為在她的工作與生活環境中，沒人叫她「老師」。

後來，看護又改叫她「陸阿姨」，年輕的看護就叫她「陸奶奶」。

從什麼時候開始，看護們開始叫她「小lulu」呢？我們不得而知。

我們過去都是叫她「老媽」。隨著她的退化，我們有時會用她的小名來叫她，既然她的心智已經回到童年，小名似乎更能與她連結。大概看護們聽到我們這樣稱呼媽媽吧，漸漸地，「小lulu」開始成了媽媽的愛稱，特別是媽媽不高興的時候，或者需要給她洗澡、帶她上廁所的時候，「小lulu」便是最好的軟化劑和啟動詞。也許，被稱為「小」，總能讓人感到被心疼、被喜愛、被呵護吧。

安養院的管理人員聽到看護們叫媽媽「小lulu」，曾經批評他們不尊重老人。不過我們卻覺得這麼叫沒什麼不好。**患失智症的老人，理解不了複雜的資訊，不管什麼稱呼，只要能讓他們感覺到自己被關愛就好。**有些老人，特別看重自己的職業身分，所以看護仍然會稱呼他們「教授」，甚至「老闆」。而對我媽媽來說，她最需要的是被疼愛、被呵護。

我曾問過媽媽，一生中的哪個時期，她感覺最幸福？她說是剛滿十八歲的時候，長官們總是叫她「小鬼」，夥伴們則叫她「小陸」。一個「小」字，讓她感受到了在家庭中很少得到的疼愛。所以，在媽媽的潛意識中，「小lulu」這個愛稱，或許正可以和她生命中那段感覺幸福的經歷對接呢。

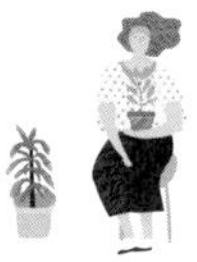

除了稱呼，這裡的許多看護都能很自然地**和老人進行身體接觸。撫摸老人的手，摟老人的肩膀，親吻老人的額頭，和老人擊掌**，這些「小動作」並不少見。他們都知道媽媽容易生氣，也都知道，當媽媽生氣時，只要碰碰她的額頭，叫一聲「小lulu」，媽媽很快就笑了。

二樓的每個老人都有自己的特點。媽媽和其他老人最大的不同是「特立獨行」，那是真正的特「立」獨「行」啊——別的老人坐在沙發上，媽媽卻「特別」喜歡站著，基本不和其他老人搭話。就算吃飯，她也絕對不肯上桌，看護只好單獨在沙發上餵她。吃完飯，有的老人回房休息，有的老人在大廳打盹或盯著電視（呵呵，只是盯著而非「看」電視），而媽媽卻喜歡一個人走來走去。

對於「獨行」的媽媽來說，好在這裡的走廊特別長，也特別寬敞，足夠她走過來再走過去；也好在，媽媽走的時候，碰到看護會主動伸出手去拉住對方，增加自己的安全感。如果正碰上那個胖胖的小夥子值班，她更是拉住他不放呢。

看護們也能接受媽媽的「特立獨行」，並不非得把她按在沙發裡。有時，他們還會藉著拿報紙什麼的，牽著媽媽帶她下樓晃一圈，以滿足她走動的需要。當他們擔心媽媽太累時，也會想辦法讓她到沙發上休息。

走路本是一件尋常事，是人們一般一歲左右就能學會的事情，可是對於失智老人來說，其中的「門道」多著呢：為了老人的安全而硬拉？NO，NO，那反而會讓他們感到害怕，還會因為覺得被強迫而火冒三丈；甚至怎麼起身、怎麼回到沙發上坐下，都是有講究的。

一位中年護理人員示範給我看，「你要**從後面摟住陸阿姨，摟著她，慢慢走到沙發邊上，和她一起坐下。你不坐，她也不坐。**」

這些小小的細節，都是看護們摸索出來的。沒有高深的理論，看起來難度也沒多高，但是對於這些老人來說，都特別管用！

媽媽所在的二樓，基本上都是患失智症的老人，護理團隊由中年人和年輕人組成。中年看護似乎一個個脾氣都特別好，也比較有經驗，遇到事情有辦法。而年輕的看

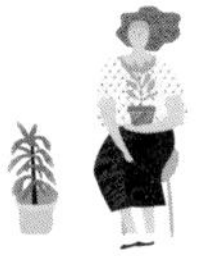

護，大多畢業於職校的相關科系，為這個團隊增添了許多活力。

特別難得的是，這個團隊中還有男看護，而不是清一色的娘子軍。要知道，有些老人軀體龐大，要幫他們移動，可真需要有力氣的男看護。退化到一定程度的老人，也往往更聽異性的話呢！

二樓有個男看護是個胖胖的年輕人。那天我見他的手臂上有道傷疤，問他是怎麼搞的。他說，新來的S教授還不適應，到了傍晚就想回家（S教授的先生已經不在了，子女都在國外，無法長期照顧她）。S教授躺在地上哭鬧，他去抱她，結果她一口咬在他的手臂上……

當護理人員也真不容易啊。好在他們之間常常相互支持，碰到事情的時候，總會聽到有人說「我去」——也許是老人大便失禁了需要處理，也許是要把老人推回去上廁所……照顧這群老人，不管哪種工作都不好做，但很少見他們推三阻四。

我的即將迎來八十五歲生日的老媽，這個特立獨行的「小lulu」，現在就在這些護理人員的照料下，送走一個個白天和黑夜。

（初稿於二〇一五年七月二十二日）

【照顧失智家人】

讓失智症患者感覺到自己被關愛：

1如何稱呼：他們理解不了複雜的資訊，不管什麼稱呼，最重要的是能讓他們感覺到自己被關愛。

2身體接觸：比如撫摸他們的手、摟摟肩膀、親吻額頭、和他們擊掌等。

3接納獨特：接受他們的特立獨行，比如常常晃來晃去，不強迫他們坐下，或乾脆帶著去好好逛一圈，以滿足他們走動的需要。

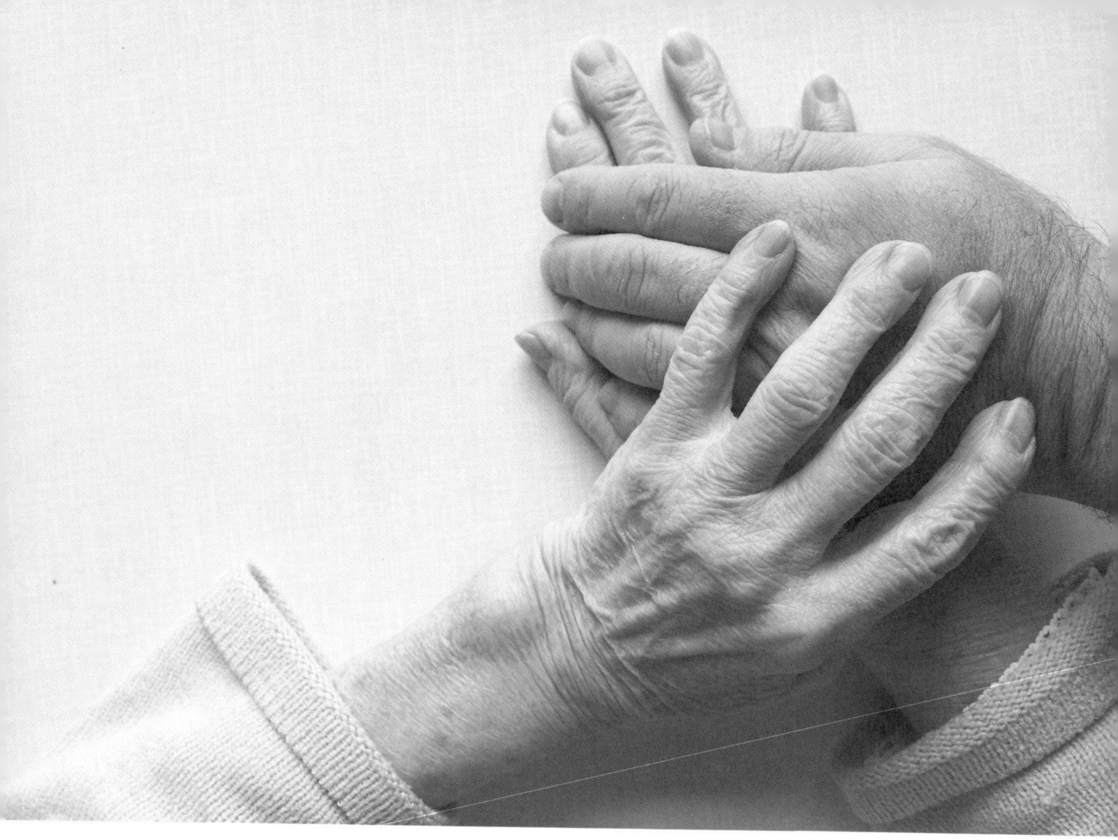

牽著手，
既能增加身體上的安全感，
讓她不會摔跤，
也能增加她心理上的安全感，
讓她知道無論走到哪裡，
她都不會被丟掉。

30

母后大人，用膳啦！

在媽媽徹底退回自己的世界之前，
我們需要做些什麼，為了媽媽，也為了我們自己。

電梯門打開，聞到一股飯菜香。哈，趕得早不如趕得巧，沒耽誤給媽媽餵飯。

別誤會，不是安養院不管我媽，是我和妹妹喜歡開飯的時候來。

二樓的老人愈來愈多，需要餵飯的老人也愈來愈多，每到吃飯時間，看護們那叫一個忙！我們去了，好歹也騰出一個人手啊。

再說，**我們也需要親自為媽媽做些什麼——媽媽正一天天地從這個世界撤退，在她徹**

底回到自己的世界前，這是我們能拉住她、讓她對這個世界有所眷戀的唯一辦法吧。

通常都是王大姐把飯車推上來。在飯車來之前，老人們就像幼兒園的孩子一樣：在飯桌旁坐好了，桌子上的餐具也都放好了，每個人胸前的餐巾也都繫好了。

大多數老人可以做到這「三好」，但我媽媽不行，特立獨行的她，頂多能做到「一好」。她從不肯在桌旁坐下，久而久之，看護也就不給她擺放餐具了，能賞臉讓看護把餐巾繫上，已經算不錯了。

等飯的時間裡，老人們能做點什麼呢？大廳裡的大電視永遠開著，對老人們來說，那是一個神奇的、不明用途的魔盒。因為無法記住螢幕上快速變化的資訊、無法讓訊息在腦子裡形成意義，所以不論是搞笑的綜藝，還是讓人一把鼻涕一把淚的連續劇，他們都沒有情緒反應，甚至都不能把他們的眼睛吸引過去，就連新聞節目也別想再占領他們的思想陣地啦。

有時會看到幾個老人聊天，但如果湊過去聽，就會發現全是雞同鴨講，說的聽的根本不在一個頻道上，只能說他們在「做聊天狀」。而以Q教授為代表的大多數，連聊天的能力都沒有了。對他們的大腦來說，組織詞彙表達感受或想法，已經是無法完成的高深任務，實在力有未逮，於是他們只好盯著桌面發呆。

幸虧二樓還有幾個文藝老青年，J阿姨以前是舞者，會跳舞，自然也能唱幾句，護理人員就經常請她帶頭唱歌。她一唱，別的老人跟著哼哼，大廳裡也算有點文藝氣息了。後來不知道為什麼J阿姨就不怎麼唱了，不知是她沒了興致、記不得歌詞了，還是老人愈來愈多，看護愈來愈忙，也沒心思鼓勵她了。

久無歌聲的飯廳，總讓我心裡不好受。所以當某天忽然聽到似乎有人在哼俄羅斯歌曲時，我真是有點不相信自己的耳朵。我牽著不肯坐下的媽媽，走到那張桌子旁，原來是一位看護大姐在帶新來的T叔叔和W阿姨（他們是夫妻）唱歌。四十多歲的護理人員怎麼會唱俄羅斯歌曲呢？好奇怪！我問她，她說，她知道老人們愛唱老歌，就自己學了一些。我為她豎起大拇指。

咦，這首中文歌，我怎麼聽不懂呢？哇，原來W阿姨在用俄文唱啊！叔叔的俄文似乎不是那麼好，多數時候唱的是中文，可是阿姨往往唱了沒幾句就改俄文了！

我，當然不會俄文，可是以前也曾拿著同學的《外國民歌兩百首》，在傍晚的田野裡憂傷地歌唱過，那是我們蒼涼青春中最珍貴的記憶。所以，我忍不住就跟著叔叔、阿姨唱起來，唱完一首，又起頭帶他們唱另一首。有了我的加入，叔叔和阿姨似乎感受到了鼓勵，臉上有了大大的笑容。我伸手撫摸W阿姨的笑臉，沒想到她拉著我的手就在嘴邊深情一吻，搞得我的小心臟也噗通亂跳起來。

我不知道叔叔和阿姨以前是做什麼的，我猜這歌聲一定把他們帶回了年輕時代。我問叔叔，「您當初就是被阿姨的歌聲征服了，向她求婚的吧？」叔叔也不知道是否聽懂了，反正馬上回答：「是。」阿姨聽了，居然像個小女孩一樣嬌羞地說：「你說什麼呢。」而我，卻被老人家這一刻突然的清醒震住了。

回家，我到網路上下載了好幾首俄羅斯歌曲。如果我開飯前到了，老人們還在等飯，我就用手機放歌。我一放，叔叔和阿姨就跟著開唱。其實，我唱歌會走調，反正和老人家一起唱，也不用擔心別人說我濫竽充數。

老人家的飯菜，據我觀察，至少分三種級別：第一等級，盤子裡的肉是肉、魚是魚、菜是菜；第二等級，盤子裡肉是沫、魚是沫、菜是沫；第三等級，肉也好，魚也好，菜也好，都和米飯或米粥打在一起變成了糊。我媽媽，牙齒不好，是「二等飯民」。九十七歲的Z奶奶、一百歲的L奶奶，都是「三等飯民」。

看護們會給「一等飯民」先端飯，等他們開始吃了，再幫「二等飯民」把各種沫拌到飯中。他們也不知道怎麼就感覺出，我媽媽喜歡吃有湯拌過的米飯，所以她的飯，總是稠稠的一碗，菜啊、魚啊、肉啊，都以沫的狀態存在其中。

不要以為「一等飯民」可以不用管，他們同樣沒讓人少操心！有的老人，不吃自己盤子裡的，專吃別人盤子裡的，看護們要提醒、要勸架；有的老人胃口不好，說什麼也不肯吃，他們的吃飯單位不是「一碗」，不是「一勺」，而是「一粒」！看護好言好語不管用了，就要拿起筷子、湯匙，把「一粒粒」送到他們口中。老人胃口特好也有問題，因為有糖尿病發作的風險，看護還得想辦法控制他們的食量。

唱歌的W阿姨，似乎特別心疼她的老伴，總把自己的魚啊、肉啊，夾到T叔叔碗裡。看護看到就急了，「T叔叔有糖尿病，不能多吃啊！」可是不論看護告訴W阿姨多少次，她還是會把好吃的給T叔叔。親眼見證兩個八十多歲且患有失智症的老人如此相愛，我真是說不出的感動。

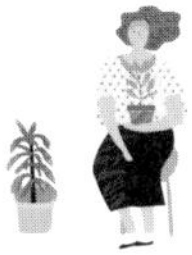

可是有一天，T叔叔住院了。吃飯的時候，看到T叔叔的座位空了，我心裡也為W阿姨難過起來。沒想到，W阿姨竟把旁邊的老人當成了T叔叔，又把自己的菜往那個老人的碗裡夾！也許，W阿姨一輩子都是這樣的吧，給所愛的人夾菜，就是她特有的「愛的語言」？

百歲的L奶奶是二樓的「原住民」，打從這裡一開張，她就住進來了，現在已經快三年了。這三年，L奶奶逐漸從「一等飯民」降級到「二等飯民」，最近又降到了「三等飯民」，只能吃飯糊了。L奶奶顯然過過苦日子，面對香噴噴的飯菜，有時她會問：「要錢嗎？」看護想讓她多吃點的時候，就會主動對她說：「奶奶，這個不要錢，您多吃點！」

L奶奶的胃口時好時壞，護理人員的招數也不斷推陳出新，一會兒騙她「這是某某某（奶奶外孫的名字）給您包的餃子」，一會兒又許願「您吃完了，咱們就回家啦」，總之是想盡辦法讓她多吃一點。

L奶奶的大女兒已經七十多了，因為照顧媽媽太辛苦，得了心臟病，不得已才把媽媽送到安養院。我常在傍晚看到這位七十多歲的女兒，坐在輪椅旁，一勺一勺餵一百歲的媽媽吃飯。每次看到這幅畫面，我都會感嘆，**「小老人」照顧「老老人」**，大概

是高齡社會的典型情景吧。

身為第一代高齡老人，L奶奶得到了很好的照顧，但這是她的晚輩用退休後，轉而全職照顧她換來的。這個孝子孝女的崗位，有可能要費上十年、二十年，甚至更長時間。

比L奶奶小三歲的Z奶奶，似乎是最不好好吃飯的一位。看護餵飯的時候，她手一揮就把勺子打落在地。所以，每次吃飯，至少要有兩名看護負責Z奶奶，一個人輕輕地壓著她的手臂，另一個人負責餵，常常費很大勁，Z奶奶也吃不了幾口。

每次看到這艱苦的餵飯戰鬥，我心裡都會想：「是Z奶奶的大腦管不了自己的手了，還是她真的不想吃，真的失去食欲了？要是她的家人在這裡，會怎麼做呢？」

耄耋之年的老人，給我們出了多少生命哲學、生命倫理學的難題啊。**當他們的生命系統慢慢停止運行之時，是該遵從他們的意願，尊重生命的規律？還是要反其道而行之，想方設法抵抗機體的衰退，盡量讓他們活得更久、更久？**

我沒有答案。我只知道自己餵媽媽的時候，總是想讓她多吃一口再多吃一口。即使她已經不願意再張口，我也不會輕易放棄，總是拿著勺子在她嘴邊「伺機而動」。有時她吃著吃著就睏了，為了讓她打起精神，我會用自己的額頭碰碰她的額頭、用手摸

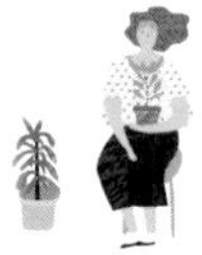

摸她的臉，或者嘮嘮叨叨地和她說話，「我是你的女兒，我來給你餵飯，你要多吃幾口啊！」「你看，Z奶奶不好好吃飯，你不要學她。」「小lulu今天真乖，又吃了一大口！」

•

媽媽不願坐到餐桌吃飯，沙發是她的「餐位」。每到開飯的時候，首先要設法把四處雲遊的她帶到她的「餐位」前。

通常媽媽不肯立即坐下，我們就按照看護教的辦法，自己先坐下，再拉著媽媽往下坐，坐好了用一個墊子塞在她的背後。待看護把她的飯菜拌好，再澆上一勺湯，我們就開始給她餵飯啦。

我有一種感覺，媽媽好像已經快要忘記怎麼吃飯了（據說失智症病人到最後就連咀嚼都不會了），所以**前面幾口總是餵得比較難。一旦把飯菜送到她嘴裡，她開始慢慢地咀嚼，肌肉的記憶經過「重啟」，之後再餵就比較容易了。**

現在，媽媽還能吃小半碗菜拌飯、喝小半碗米粥。當我能把食物一勺勺送到媽媽嘴裡時，心裡居然還常有「比上不足、比下有餘」的欣慰哩。

午餐時，電視台經常播放古裝片。一勺飯菜送到媽媽嘴裡，聽到電視裡傳來一聲，「母后大人，用膳啦！」

我忍不住笑了，也對著已經不認識自己的媽媽說：「母后大人，用膳啦！」

（初稿於二〇一五年十一月十三日至十四日）

【照顧失智家人】

1行為觀察：他們會漸漸忘了怎麼吃飯，所以前面幾口可能餵得比較難。不過，一旦飯菜進了嘴裡，開始慢慢地咀嚼，肌肉的記憶經過「重啟」，之後再餵就比較容易。

2倫理思考：當他們的生命系統慢慢停止運行，是該遵從他們的意願，尊重生命的規律？還是要反其道而行，想盡辦法抵抗機體的衰退，盡量讓他們活得更久？

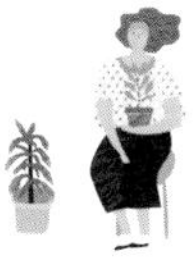

31

路漫漫其修遠兮

似乎一夜之間，媽媽的頭就抬不起來了，
她到了失智症的最後一個階段。

很久沒有寫媽媽了，因為，一想起來就心酸，一提筆就落淚（我最近好愛落淚）。

就算人活百年，但過了五十，也開始要走下坡路了吧。

有些人的下坡路又緩又長，直到最後消失在斷崖，如那些健康地活到百歲，在睡眠中溘然而逝的老人。

有些人的下坡路又急又陡，如我那六十出頭就得癌症去世的老爸。

我和我的失智媽媽

照顧好失智家人，並照顧好自己

媽媽的下坡路也算長、也算緩，但如果畫出來，該是怎樣的呢？

前面一段，似乎是緩慢下滑的實線，漸漸地，這實線當中開始出現間斷。最初，實線的線段長，線段之間的空白小，那空白就是媽媽忘了錢包放哪兒、忘了鎖門、忘了爐子上燒著開水的時刻；後來，實線的線段愈來愈短，空白愈來愈大，不知不覺就變成了一條虛線向下滑落。在那些空白中，有住了五十年卻不再認識的大院，有自己生下卻不再認識的子女……

現在，實線線段已經變成了一個個小點，空白已然稱王稱霸。而小點，是她偶爾與人間交會的時刻，比如突然露出的一抹笑容，突然說出的一個詞（雖然幾乎聽不清楚）。

農曆年前後，這條愈來愈虛的下坡路又下了一個陡坡——似乎一夜之間，媽媽的頭就抬不起來了，大腦的定向功能也失去了，覺也睡不好了，腿也明顯地失去了力量。

現在的媽媽，由一副顫顫巍巍的雙腿、一個深度佝僂的軀幹、一對瘦瘦的胳膊和一個失去方向感的大腦組合而成。這個身體仍然有著自己的需要，比如會頑強地從沙發上站起來，趔趔趄趄地開始遊蕩：從桌子、輪椅間穿過，緩慢地移向一個個角落，彷彿角落裡藏著什麼寶貝——媽媽完全不知道這對她來說，該是多麼的危險！

用這副身體遊蕩，究竟是怎樣的感覺？

我進不去她內心的黑洞，我只能用自己的身體去感受她的身體——在陪媽媽遊蕩時，我故意將自己的頭低到與她相似的角度，好知道她的眼裡到底能看到多少東西；我也曾故意放開她，看走到牆邊她到底會發生什麼。

我的實驗告訴我，她最多可以看到自己腳前的一小塊地方。她看不見走廊裡那些刻意布置的照片和圖畫，也看不見窗戶外面的陽光和樓房。如果沒有人拉住的話，走到牆角，她的頭就會咚的一聲撞上去。好在，她的腿已經失去力量，極慢的行走速度讓她在「雞蛋撞地球」（如果沒有尖利稜角的話）的那一刻還不至於頭破血流。

但，遲早有一天她會跌倒，因為無論夜晚還是白天，她都會像幽靈一樣起身，輕得無聲無息，然後開始遊蕩。為了防止媽媽半夜起來遊蕩時跌倒，值夜班的看護不得不搬張椅子徹夜守在她房間的門口。

托爾斯泰說，幸福的家庭都是相似的，不幸的家庭各有各的不幸。套用到失智老人身上，他們也各自有不同的症狀和表現吧，比如有人沉默不語，有人情緒暴躁，而我媽就是四處遊蕩。**我猜測，這遊蕩不僅是過去散步習慣的殘存，對她來說或許還有別**

的意義。在失去閱讀、看電視、與人交流、照顧自己吃喝拉撒的能力之後，遊蕩是否成了她感知自己存在、填充自己生命的一種方式？至少，站起來，往前走，還是一種對自己生命的掌控、一種感覺到自己「活著」的體驗吧？

以前去安養院看媽媽，儘管她已經認不出我，但我還是很少感到難過。但是現在去看媽媽，我常常會感到難過，感到不忍。看著那個熟悉的媽媽已經變得愈來愈陌生，看到她的身影和面龐都已經走形，這生命的衰敗真是讓人難以接受。

最難以接受的是媽媽不再抬頭。媽媽早已駝背，個子也矮了許多。不知道是因為她已經元氣不足，還是因為其他原因（後來有網友告訴我，可能與她長期服用失智症相關藥物有關），過年前後她就抬不起頭來了。

上網查，知道到了「極重度認知功能下降」階段，也是失智症的最後一個階段，就會出現「走路要人扶，甚至坐不穩、不能抬頭或微笑、肌肉僵硬、出現不正常的條件反射」等症狀。

妹妹幫媽媽按摩頸椎，似乎按摩過後會有一點點好轉。但第二天再去，媽媽的頭低得更深了。由於**到了失智症的晚期，任何的醫療行為都會讓她無比恐懼和煩躁，我們也只能慢慢接受，不再奢望透過治療與矯正讓她「好」起來。**

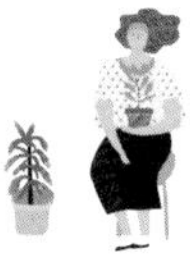

總有關心媽媽的人打電話來，問我們知不知道某醫院說手術可以治療失智症，甚至晚期病人也有效；問我們有沒有給她服某種藥，採取某種措施。

也許，只有失智症患者的家屬才真正知道，什麼叫做「只可延緩，不可逆轉」，採取某些措施有時只會加重她的痛苦。當家人懷著無望的心情，看著親人一點點地走入黑洞——那樣一分悲涼和無奈，是那些只知道「失智」、「阿茲海默症」這些概念的人，難以想像和體會的。

還有一種很普遍的誤解，就是以為失去記憶了就感受不到痛苦了。人們以為，既然什麼都不記得了，那些令人傷心、苦惱、委屈、後悔和憤怒的情緒也就沒有了，失智反而會讓人擁有一個快樂的內心世界。

我不知道是否有極少數失智症患者真的是這樣，但是透過對媽媽和許多老人的觀察，我覺得他們並非人們想像的那樣，似乎生活在一個沒有煩惱的「歡樂谷」中。因為，他們的肉體還在啊，各種感官刺激都還可能讓他們產生條件反射式的情感反應，而且因為已經失去了對外界資訊刺激的理性分析能力，這些情感反應也許因為原始而更加強大（腦科學家認為，人類的腦是逐漸進化成現在這個樣子的，其中最原始的是腦幹，這一部分被稱為「爬蟲腦」；然後進化出來的是大腦的邊緣系統，這一部分被稱為「哺乳類腦」，它控制著人類的情感記憶和情感反應；最後進化出來的，才是我們人類進行理性思維的新皮質）。

試想，當一個人回到自己住了幾十年的家，卻覺得那根本不是自己的家，他不會感到惶恐害怕嗎？當一個人去醫院檢查、治療，卻無法理解為什麼那些穿白衣服的人要用針扎他，他不會極度恐懼嗎？當一個人每天早上起來發現周圍都是「陌生人」，哪怕那些人是他「身上掉下來的肉」，他不會感到深深的孤獨嗎？當一個人被脫光了洗澡，卻不明白為什麼別人要用水沖他，他不感到羞恥、無助和憤怒嗎？這些原始的情感反應，恐怕只要肉體存在，就無法免除。

更何況，我們有誰能知道，在他們已經如亂麻一團的大腦中，會不會在某一時刻又因為某些神經細胞搭在一起，讓他們電光石火般地產生片刻的澄明，在這片刻的澄明中，他們發現了自己的處境，從而感到極度的孤獨和深刻的絕望呢？

我相信，有些患失智症的老人會在一些時候感覺到快樂，那或許是外界的良性刺

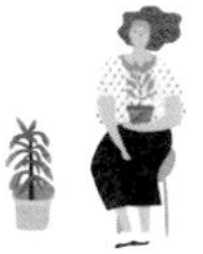

激，讓他們與過去的美好記憶產生了連結，就像W阿姨一聽我唱歌就笑的時刻，就像Q教授把自己的清華大學學生證給我看的時刻，就像S教授、W阿姨和我一起用英文、俄文和中文合唱〈新年好〉的那個時刻。

也或許，他們當中一些人真的擁有積極心態。美國著名的心理治療家歐文・亞隆在《凝視太陽——面對死亡恐懼》中，講述了一個讓我深感震撼的故事：他在約翰霍普金斯大學的教授傑洛・法蘭克也罹患失智症。在亞隆最後一次去看望九十五歲的傑洛時，教授已經認不出亞隆了。亞隆堅持和他說話，回憶以往的歲月，突然傑洛就認出了亞隆，並難過地為此道歉。亞隆問傑洛是否感覺很糟糕，傑洛卻對亞隆說，其實沒那麼糟糕，「我欣賞映入眼簾的一切。很多事物我都像頭一回看到一樣。我很享受這種單純的觀看……」

我想，這位老人的內心真的太強大了，我相信他曾經擁有充實的、有意義的一生，他對自己的人生價值有充分的肯定，因此即使得了失智症，也能活在當下，享受美好。但在絕大多數時候，絕大多數有失智症的人，大概都不在一種「享受」的狀態中。至少，我知道我的媽媽不在——當媽媽低下頭不再看這個世界的時候，她似乎更深地縮進那無底的黑洞，那讓她恐懼又讓她無法逃避的命運。**她總是緊緊地抓住自己的衣角——就像一個幼兒抓牢自己的慰藉物一樣，那是她讓自己獲得一點點安全感的辦法。**

不再抬頭的媽媽，除了會更加孤獨外，維持身體的運轉也成了一個問題。進安養院之前，她就不太會自己吃飯了，現在餵飯的難度又升級了：如果和她坐在相同的高度，很難用湯匙把食物送進她的口中。

為此，安養院專門買了小板凳，這樣餵飯的人就可以坐得低一些，以四十五度角把勺子上的飯餵進去。餵飯的過程中，還得把不斷低頭的媽媽，一次次抬起來往沙發背上靠。為了找到合適的角度，看護甚至擠到媽媽坐的沙發上，或者把媽媽的腿放在自己的腿上，這樣讓她能多喝幾口粥、多吃幾勺飯菜。

睡眠、吃飯、保持身體的清潔、走路，這些維持肉體生命最基本的需求，現在對媽媽來說，每一件都困難重重。如果不是安養院那些有經驗的看護們，很難想像她怎樣繼續生存，而我的生活又是怎樣一種狀態。

陪伴這樣一個老人走生命的下坡路，需要付出如此之多的努力，有時讓我對自己的未來不寒而慄。

媽媽有可以做支撐的經濟條件，有我們姊弟妹三人的同心同力，安養院的員工也算盡職盡責——能在下坡路上得到這樣的照顧，媽媽這一生也算是中了百萬分之一的大

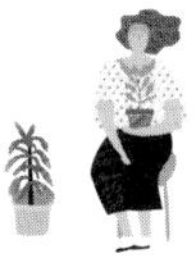

獎吧？

「路漫漫其修遠兮，吾將上下而求索。」現在，我們要求索的是，在媽媽這條漫長又艱辛的下坡路上，我們還能做什麼。

每當媽媽遊蕩的時候，我就覺得她像一條落下風帆、沒有船槳、失去舵手的小舟，悄無聲息、沒有目標地漂流在生命之河的尾閭。把她抓緊衣角的手放到我們的手中，把她像孩子一樣摟在懷裡，親親她的臉頰和額頭，和她嘮叨嘮叨一些話，也許就像灑一片和煦的陽光在小舟之上，吹一陣清風拂過她的面龐，將一道纜繩放入她的手中吧。

（初稿於二〇一六年三月十七日至二十日）

【照顧失智家人】

1體會失智者的不安：若你觀察到他們常常緊抓著自己的衣角，那是讓自己獲得一點點安全感的辦法，就像幼兒抓牢自己的娃娃、小被被等慰藉物一樣。

2感受失智者的感覺：我們進不去他們內心的黑洞，那就用身體去感受吧。比如，將自己的頭低到與他們相似的角度，去體會他們到底能看到多少東西。

3接受失智的不可逆：到了失智症的晚期，任何的醫療行為都會讓失智者無比恐懼和煩躁。我們只能慢慢接受，不再奢望透過治療與矯正讓他們「好」起來。

【照顧自己】

你不是自己一個人，你並不孤單。

同為失智症患者的家屬，我們才真正知道什麼叫做「只可延緩，不可逆轉」，也才真正明白看著親人一點點地走入黑洞，那種悲涼和無奈的心情。

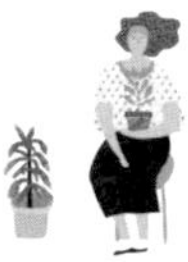

32

當媽媽不再抬頭看這個世界

在媽媽徹底斷開與這個世界的連結之前，
我們就是那條她與世界之間的連結線。

媽媽「入園」一年多了，我送給她一樣特別的週年禮物——「圍兜」。我去嬰幼兒用品店找這個東西，店家問我，「是多大的孩子啊？是您的孫子吧？」

我怔住了，片刻才實話實說：「是……是給老人家買的。」

曾經設想過，媽媽終有一天不能走路了，卻從未想過在不會走路之前，她先不能抬頭了。這事發生得似乎很突然，彷彿一夜之間，媽媽就決定再也不抬頭正眼看這個世界了。現在，無論走路、吃飯，還是坐在沙發上打發時間，她都低著頭，脖子基本上彎成九十度。原本對著前方的嘴巴，如今變成了對著地面，於是地心引力就把口水給引出來了。

這，這到底是怎麼回事？

媽媽早已不會述說自己的身體狀況和內心感覺了，帶她看病更是一大挑戰。好在安養院一牆之隔的社區衛生中心開業了。我當醫生的弟媳婦和我妹妹兩人護駕，帶媽媽去衛生中心做了一些檢查，結果是主要的臟器都沒有大毛病，至於脖子嘛，醫生也沒說出來個所以然。

其實，我早在網路上看到過這樣的描述：**失智症的最後一個階段，就有患者會出現不能抬頭的症狀。**

現在我們該做什麼，又能做什麼呢？對於一種不能逆轉、只會惡化的疾病，對於一個全然無法理解外部世界的病人，治療、矯正，有什麼意義，又如何進行？

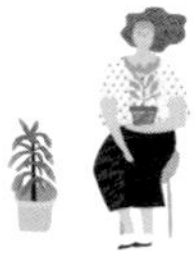

妹妹總是不相信這是不可逆的，常常在為媽媽做完按摩後，傳訊息告訴我，「媽今天脖子軟多了，好像能抬點兒了。」她還幫媽媽買了用於矯正的頸套，希望把她的脖子撐起來。但是媽媽無法適應脖子上這個奇怪的傢伙，似乎感覺到很不舒服，總是不斷地想把它取下來。看著她這麼難受，我們堅持了幾天後，最終放棄。

流口水，也沒有什麼要緊，戴上圍兜，及時擦掉就行，反正也不出去參加party，而且在二樓這樣的老人不少，大家彼此彼此，誰也不會笑話誰。哈，其實他們連笑話別人的能力都沒有。

成問題的是，給媽媽餵飯更困難了。

過去媽媽是「二等飯民」，吃的是剁碎的菜和肉。現在，媽媽已經降級為「三等飯民」，只能吃飯糊了。但媽媽的嘴現在深藏在脖頸和胸膛的夾角裡，要把飯糊送進去變得很有難度。為此，看護專門上網買了一張小板凳。餵飯的時候，看護坐在小板凳上，把媽媽的雙腿放到自己的腿上，這樣媽媽就能略微後仰在沙發上，看護也就比較容易把飯糊餵到她的嘴裡了。

但這個角度仍然很困難，看護又將一根長把的小湯匙弄彎，專門用來餵媽媽。有了這個專用工具，媽媽的一頓飯還算能吃進不少。而且，因為變成了吃飯糊，裡面營養俱全，也有不少纖維素，老媽排便居然變順了。呵呵，就算這不是所謂的「壞事變好事」，也算是壞事中的好事吧！

經常趕在吃飯時間去看媽媽的我和妹妹，也會坐在小板凳上，把媽媽的腿放到我們的腿上餵媽媽。不過我曾經因車禍導致腰椎壓迫性骨折，保持這個姿勢的時間長了，我的老腰也痠痛無比，往往一頓飯就是一身汗。

和流口水、吃飯困難比起來，更大的問題是，長期低頭讓媽媽頸部的肌肉極為緊繃，還造成了右眼瞼的水腫。

與媽媽不再抬頭同時發生的，是她的定向功能喪失。媽媽走路時已經無法避開障礙。如果不拉住她，她會一直走到牆角，走到坐著的其他老人的椅子前，走到植栽葉子當中……**雖然她已經失去判斷能力，但似乎卻沒有失去自主能力**——她會執拗地往前走，扶著她走路的人只能在她察覺不到的情況下，慢慢地調轉方向，避開障礙——要不，她就會直接撞上去。

當然，她的腿也不再像過去那樣，可以支撐著她走很遠，那瘦如竹竿的腿早已失去力量。如果沒有人扶著，她隨時都可能跌倒。

想像一下吧，一個脖子彎成九十度、腿腳發軟、沒有定向能力的老人，突然掙扎著從沙發上起身，跌倒的機率有多大？為了防止她跌倒，護理人員在無法拉住她走路時，不得不用一條寬寬的帶子把她束縛在沙發上。

以前去看媽媽，雖然她不再認得我，我也不會感到太難過。但當媽媽不再抬頭望向這個世界時，每次走進大廳看到她低著頭坐在沙發上，兩手緊緊地捏著自己的衣服，我都感到分外酸楚。我能感覺到她的那分孤單，還有無時不在的對外部世界的恐懼。

從桌子下面抽出小凳子，坐在她的腳邊，第一件事就是幫她按摩。從手部，到大腿、手臂和後頸，一點點地為她放鬆，也一點點地讓她感知，坐在她身邊的這個人，是愛她的，是希望她感覺到自己還是被愛的——雖然她不再看我們的面孔，更叫不出我們的名字，甚至不知道這個正在幫她按摩的人是她的女兒……

餵完飯後，讓媽媽起身在走廊中散散步，活動活動身體，也是我們的重要工作。和過去相比，媽媽走路的意願已經衰退了，把她從沙發上拉起來，也成了相當需要技巧的事情——首先是不能在她沒有準備好的時候硬扯；其次是當她要起身時力度要正好，既讓她感覺到還是自己在控制著身體，又要保證不把她摔了；起來後，還要稍稍站立一會兒，讓她穩住身體，然後再「上路」……

安養院的走廊非常寬敞，走廊兩側都有扶手，不過媽媽已經不會用了。我們或牽著她的手，或攬著她的腰，**和她一起探索這個世界**——曾經在非洲、歐洲工作過的媽媽，眼下的世界就是這家安養院、這間臥室、這條走廊和這座大廳了！

奧斯威辛集中營的倖存者、奧地利哲學家艾默里（Jean Améry）曾經探索過病痛和衰老中的「自我」。他說，當自認為是「自我」的那個自我崩塌時，「身體，或者說是顯現出來的身體感覺，攫取了塑造自我的最高權能。」

我想，老媽現在就只能用身體來感覺自己的存在吧？由於不能抬頭，她的視野已經變得極為狹窄，只能看見腳前一小片地板和燈光打在地板上的一小塊反光。我們也不知道她的視力還留下多少，但能夠確知的是，她還沒有完全喪失聽力，沒有喪失發出聲音的能力，還沒有喪失用身體語言表達某些感受的能力。

沒多久我們就發現，由於長期低頭，媽媽右眼瞼出現了水腫，且漸漸地厲害起來，看上去隨時都可能破潰。

怎麼辦？怎麼辦？我們不能讓她的脖子重新立起來，只能想辦法讓她能夠透過放平身體，讓脖子得到休息，讓臉部不要向下。

過去媽媽中午並不睡覺，現在中午必須要把她「放倒」，無論如何也要讓她躺下來。上床，這件對正常人來說很輕鬆，甚至是很愜意的事情，對於「不明事理」的媽媽來說，可就又需要費一番功夫了。

那天，我好不容易把媽媽帶進房間，和她一起坐在床沿上，剛想讓她躺下，她就跳了起來。我只好牽著她的手，圍著床轉一圈，然後再次拉她坐下，看看能否找機會將她「放倒」。這個圍床轉圈的遊戲玩了五、六回，她總算是躺下了。我把她的腿放好，用各種墊子塞在她的腦袋邊上，確保她水腫的眼瞼不再向下，彎曲的脖子也有了依靠，把床欄杆拉起，蓋上被子，看到她終於閉上了眼睛，哇，大功告成了！

我拿著我的Kindle，坐在她床邊的電動沙發上，把腿支起來，也乘機小憩片刻。有時，我能感覺媽媽醒了，但為了讓她能多躺會兒，我並不急於讓她起床，總是想著這個姿勢能讓她放鬆一點兒。

這種「放倒」療法顯然有效，媽媽右眼瞼的水腫消了很多。我們不在的時候，看護也會如法炮製。幾天之後，媽媽看上去又「美麗」多了。

媽媽不再抬頭看這個世界，這個世界仍在如常運轉，有美麗的鮮花開放，有可愛的嬰兒啼哭（我的弟弟已經有了孫子，可惜媽媽不能享受四代同堂的天倫之樂），也有戰爭的炮火和恐怖襲擊。

我不知道這個世界會好嗎？我只知道，在媽媽徹底斷開與這個世界的連結之前，我們就是那條她與世界之間的連結線！

（二〇一六年六月七日，完成於五十肩發作中）

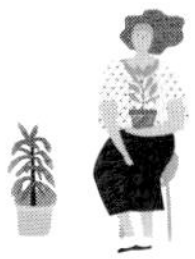

【照顧失智家人】

1餵飯：失智症的最後階段，患者可能會無法抬頭。那怎麼餵飯呢？不妨讓失智者坐在沙發上，自己坐一張小椅子，把他的雙腿放到自己的腳上，這樣他就能略微後仰在沙發上，就比較容易把食物餵到他的嘴裡了。

2按摩：從手部，到大腿、手臂和後頸，一點點地為他放鬆，也一點點地讓他感知，坐在身邊的這個人，是愛他的，是希望他感覺到自己還是被愛的。

33

畢竟這太殘酷了，不是嗎？

如果視「老病死」為殘酷的話，誰的生活能逃離這分殘酷呢？

昨天去安養院看媽媽。電梯門一開，我的眼睛向大廳的角落掃去，果然在最靠邊的沙發上看到媽媽，她一如既往地深深低著頭坐在那裡。

咦？中間的長沙發上坐著兩個穿露膝短褲的女孩，一個手裡捧著書，一個專心滑手機。她們年輕而安靜地存在於這個失智老人的空間裡，著實有一種違和感。

我搬了小板凳在媽媽身邊坐下，把一隻手慢慢塞進她的手中，讓這隻帶著溫度和質

感的手替換她緊緊抓住的衣角，然後用另一隻手輕輕地按摩她的脖子和雙腿——這是一種儀式，一種與媽媽連結的儀式——失智症發展到這個地步，我已經是她生活中的陌生人。自己的世界被陌生人突然闖入，需要一個由陌生到熟悉重建關係的過程，因此每次來看媽媽，我都要用這種不動聲色的方式與她連結，重新建立她對我的信任。

兩個女孩仍然靜靜地坐著，好像與這個大廳裡的人全然不相干。我不免好奇了：家屬嗎？不像，因為她們沒搭理任何老人。志工？也不像，哪有志工坐在那兒不動的？

那，她們是誰，又因何而來呢？

看到她們胸前也掛著牌子，我想我猜到了，她們應該是實習生。我決定驗證一下，「你們是實習生吧？是哪個大學的？」

「嗯，我們是×××大學的，到這裡來實習兩週。」「手機女孩」說。

「哦，是學社工的嗎？」我知道安養院正在招聘社工，但她們看起來不像學社工的。學社工的不會這麼拒人千里之外。

果然，她們不是學社工的，而是學老年照護的。

哦，那來這裡還真是挺合適的啊。不過，怎麼看起來她們對老人家毫無興趣啊？

我忍不住問：「是你們自己選的這個科系嗎？」

「是啊。」

這就更有意思了。既然自己選了這個科系，為何對老人敬而遠之呢？

「當時是怎麼選的呢？是家裡人的意見嗎？」我刨根問柢。

「不是。就是覺得這個科系的課比較少，學起來比較輕鬆，壓力沒那麼大吧，你知道的。」「手機女孩」彷彿向一個路人說出了祕密，露出些許不好意思的表情。

我不禁有些擔心了。「哦，可是這份工作不輕鬆啊！」

「畢業了我不會做這個的，畢竟……」她頓了一下，「太殘酷了吧！」

我把目光收回來，繼續幫媽媽按摩，但心裡卻有些翻騰。

女孩說的是真心話：正值青春年少，每天對著這些日薄西山、氣息奄奄的老人，反差太大了，心理壓力太大了。而且這些老人還會一個接一個死去，這對她們來說，真的是很殘酷。

我一邊保持著手裡的動作、一邊用眼睛掃視著大廳。看護王姐正帶幾個老人唱〈團結就是力量〉，主管小李在忙著排班。其他幾個看護，有的推著老人去廁所，有的開

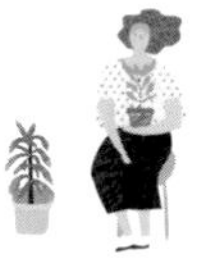

始為老人們準備圍在脖子上的圍兜……

當初選擇這家安養院，除了相對來說還算近，便於看望外，私下裡還有一個原因，就是這個機構有很多年輕人，甚至在一線護理人員隊伍裡，也有不少年輕男女。我覺得，比起走廊上的花草和游魚來，這些歡蹦亂跳的年輕人才是生機所在啊。特別是那些子女不在身邊、看不到孫子孫女的老人，這些年輕員工的存在想必也能帶來心理撫慰吧。

但，這些年輕員工難道不像那「手機女孩」一樣，覺得這份工作「很殘酷」嗎？沒有很深入地和他們聊過，有點不敢聊，怕他們也說出類似的話來，或者告訴我「就是混口飯吃吧」。

不過，我在安養院混了一年多，觀察還是有的。想了一想，覺得或許應該把「畢竟，很殘酷」改為**「畢竟，不是什麼人都能面對這分殘酷」**——因為還是能看到不少在安養院工作的年輕人挺投入的。

我可不願意用「有愛心」、「有責任心」這樣一味讚美的字眼。我寧願說，他們的心性可能適合在這裡工作。

說心性有點抽象，其實可能就是在他們的成長過程中，得到過老年人的關心愛護，因此對老年人有一分本能的親近，照顧安養院的老年人，就好像是照顧自己的爺爺奶奶。我看到一些年輕看護和老人互動，他們會擁抱、甚至親吻老人，看上去那樣自然而然，我想這不是訓練出來的。

但如果沒有過這樣的經歷，或者生命中的老年人給自己留下的是不好的感覺，甚至是創傷，恐怕就會對老年人避之唯恐不及了，就算是在安養院工作，也會對老人比較疏離、漠然吧。

當然，即便是願意親近老年人，長期做這份工作也不容易。別看老人們日漸衰退，可能連刷牙洗臉都有困難，連撒尿拉屎都控制不住了，但還是不願意喪失自主性啊！所以，照顧老人，不僅受累，還會受氣，甚至挨打。不說別人吧，就是我的老媽，也會因為不想聽看護的而出手呢。好在老太太已經沒有多大勁兒，傷不到人了。

這麼多的委屈，這麼多的辛苦，還有老人離去時的傷心，都讓這份工作顯得「殘酷值」有點高。

他們是怎麼與這分「殘酷」相處的呢？

我比較相信奧斯威辛集中營倖存者、心理治療家維克多•弗蘭克（Viktor E. Frankl）的話，「人主要關心的並不在於獲得快樂和避免痛苦，而是要瞭解生命中的意義。」

因此我猜，**那些選擇了安養院這份「殘酷工作」的人，除了賺錢養家外，多少能在工作中感受到自己生命的價值和意義吧？陪伴生命無多的人，增加他們的快樂，減少他們的痛苦，讓他們活得有尊嚴，這是不是一分意義呢？**

那，這分意義對於照護者本人有好處嗎？

曾經聽兩位從事世俗眼中高「殘酷值」工作的人分享他們的快樂：一位是花蓮慈濟醫院「心蓮病房」（對臨終者進行安寧療護的病房）的護理師，她原本從事兒科護理，但漸漸地感到自己變成了「護理匠」，便主動要求調到心蓮病房，因為在這裡，她不是和「病症」打交道，而是和「病人」打交道。對病人的全面關照需要她不斷學習，也讓她從病人那裡感覺到自己的價值。還有一位是北京的腫瘤科醫生，無奈地送走一個個患者，讓她變得麻木冷漠，被職業倦怠所困擾。但學習和從事安寧療護後，她可以花上半個小時和病人談話，這反而讓她重新「活」過來，開始在喜怒哀樂中感到自己是個活生生的人，而不是一台機器，她竟然快樂了很多。

我相信媽媽安養院中的那些年輕人也有類似的感覺吧，雖然他們不一定說得出來。面對一份高「殘酷值」的工作，只有能在其中發現意義、體認自己生命價值的人，才會願意投入；也只有投入其中，才會發現自身生命的意義和價值。

對我來說，我也可以覺得命運挺殘酷的：一個沒有體驗過多少母愛的人，卻要為媽媽當媽媽。**如果沉浸在這分委屈中，我想我早就憂鬱了吧？好在，我也在這樣日復一日的陪伴中，努力尋找意義。**比如：

我希望在這個過程中為媽媽療傷，讓她不再停留在童年的心理創傷中，最終能感到自己是被愛的。

我也順便給其他老人帶去溫暖，讓他們哪怕多一點點快樂。

我願意多給護理人員一些尊重和溫暖。

我還將這個過程記錄下來，好幫助更多的失智症患者的家屬，幫助人們更好好地思考與面對老年……

如果視「老病死」為殘酷的話，誰的生活能逃離這分殘酷呢？當我們能在殘酷中學習、思考，淬鍊出生命的價值與意義時，這分殘酷中就滲透進了充實與快樂吧！

（初稿於二〇一六年六月三十日）

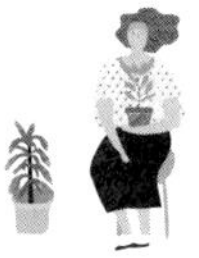

畢竟這太殘酷了，不是嗎？

【照顧失智家人】

在你們之間，建立起一種連結的儀式。

隨著失智症病情的發展，他漸漸地不認得你。想想看，自己的世界被陌生人突然闖入，需要一個由陌生到熟悉以重建關係的過程，重新串起連結，培養信任。

【照顧自己】

與其任自己一直沉浸在委屈裡，愈來愈憂鬱，我們可以試著在日復一日陪伴失智者的歷程中，找到自己在其中的價值和意義。

34

我的媽媽，還在

「用進廢退」：盡量讓失智症患者做他還能做的事情，可以延緩衰退。

有網友見我許久沒有寫媽媽，悄悄地發私訊給我：你媽媽還在嗎？

媽媽，還在。

但，那是怎樣的一種「在」啊？

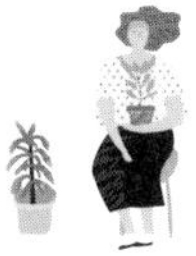

昨晚的課上，帶學生們討論電影《活著》中所表現的「活著」與「死去」，和學生們分享了一個概念：社會性死亡（Social death）。這個社會學用語是指人處在衰老或臨終階段時，他的社會活動、社會影響等社會存在性逐漸減少，有時幾乎已經不復存在，猶如死亡一般。

媽媽的社會存在性還有多少呢？對於我們來說，她還有「母親」這個角色，不過她早已是我們的「孩子」了。除此之外，她的社會存在性，大概就表現在每年過年時，老幹部局的探望名單上了吧。

從生物屬性上，媽媽無疑還活著，甚至她的狀態，還被某位失智老人的家屬所羨慕——「她還能吃進東西啊」。是的，有護理人員和我們子女的幫助，她可以進食（雖然早已是「三等飯民」，餵的主要是飯糊了），可以到廁所如廁（為了讓她感覺舒服些，看護在摸到了規律後，沒有給她用紙尿褲，當然免不了有時也會錯過時機），可以起床穿上衣服，甚至還可以讓我們牽著扶著，踉踉蹌蹌地在走廊裡轉個圈，權當是鍛鍊身體……

進「幼兒園」兩年了，媽媽從大班降到中班，再降到小班，但還沒有像L教授那樣最終降到嬰兒室裡，靠鼻胃管度過生命中的最後一年。

上小班的媽媽，像一歲左右的孩子，偶爾會發出一些聲音來。我總在猜想，她那顆曾經挺聰明的腦袋，現在裡面是什麼樣子？書上說，阿茲海默症有兩個罪魁禍首，一個是位於神經細胞之間的棕色「類澱粉斑塊」（乙型類澱粉蛋白），一個是細胞內部像亂線團一樣的「神經纖維纏結」（Tau蛋白）。當這兩個壞蛋霸占了愈來愈多的地盤時，即便是得過諾貝爾獎的大腦，也會最終敗下陣來。

那媽媽現在發出的這些聲音，是想表達什麼，還是一種本能的反應？我覺得它們的出現並非完全沒有規律，在她感到不舒服或者似乎比較舒服時，這些細小的聲音就會從她的嘴裡溜出來——那，這些聲音就還是有意義的，是她內心世界的一種特殊表達？病情發展到了這個階段，棕色斑塊和亂線團肯定已經讓她的大腦無法組成句子了，但也許在棕色斑塊的下面，還留著些許詞彙？她還在亂線團中費力地尋找著這些詞彙？或者，她現在只是像嬰兒一樣，無意識地發出簡單的音節？

沒有人能告訴我們怎樣去理解和破譯這些聲音，這些寶貴的、從媽媽身體裡發出來的ＡＤ語信號。她像迷失在茫茫大海上的孤舟，用殘存的力量發出自己的信號，或者像孤島上的海難倖存者，在沙灘上寫下「ＳＯＳ」。可是，不是沒有救援者出現，只是沒有人能完全理解她的信號。人們企圖回應她、幫助她，但是她也理解不了救援者的信號了——她，也許就是這樣活在像天地之初的一片混沌中？

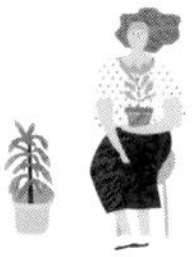

現在，生命與生命之間的語言連結已經斷掉，但身體之間還能「通信」。**為她按摩，摟著她，牽住她的手，就是我們給媽媽發送的密碼。**

不過，手一旦被媽媽拉住，要想掙脫出來就費勁嘍，要知道這雙溫暖的手就是她與這個世界唯一的連結，是她的救命稻草。有時，我想抽出手來摸摸她的臉，按摩一下她的脖子，或者帶她上廁所時需要騰出手來幫她脫褲子，可她怎麼都不肯鬆開，我手上的戒指都因為她握得太緊而按得我生疼。

親自給媽媽餵飯，也是我們能給媽媽最後發送的密碼。雖然，我們完全不知道媽媽是否用母乳餵養過我們，餵養過多長時間，但**現在到了我們「反哺」媽媽的階段，不是用奶水，而是用心血。**

通常畫風是這樣的：我，或者我的妹妹，坐在她跟前的小板凳上，拿著特意折彎了的湯匙，一邊說著「張嘴」，一邊把飯糊、米粥送到媽媽的嘴裡。若是勺子到嘴邊她真能張大嘴，我們就會一個勁兒地誇她「真棒」、「好乖」。當喊「張嘴」的時候，我也常常會不由自主地張開自己的嘴，好像這樣媽媽就能把嘴張大一樣，讓看到的看護們都覺得好笑。

「用進廢退」，這是生物學上說的。在許多失智症患者照護的書上，也會特別提醒照護者，要盡量讓患者做還能做的事情，這樣可以延緩衰退。

現在，媽媽已經是「三等飯民」，餐廳給她的配餐是：將所有葷素菜餚和主食打在一起，成為不乾不稀的飯糊。這飯糊絕對能保證營養，但每當看到那綠色的、黃色的飯糊，我就會覺得它們更像是「飼料」，而不是食物——失去了原有的形狀、顏色和質感，那還是食物嗎？要知道，享受進食的樂趣，是需要嗅聞、觸摸、咀嚼和品味的，要不填鴨也能成為美食族了。

為了避免媽媽的咀嚼功能退化太快，也為了讓媽媽還能享受進食的樂趣，我們在給媽媽餵飯時，除了半流質的飯糊，還常常把餃子、發糕、肉餅掰成小塊，放到她嘴裡讓她慢慢咀嚼。

餐車來的時候，好多看護也都會看看「今天有沒有小lulu能吃的」，他們會為媽媽揀出沒有刺的魚、豆腐、南瓜等整塊的食物，還在飯糊中加上媽媽喜歡的菜湯，這樣，媽媽好歹還能感覺到是在吃飯吧。

漸漸地，我給媽媽餵完飯站起來時，會因為身體僵硬而差點站不穩。畢竟，我也是

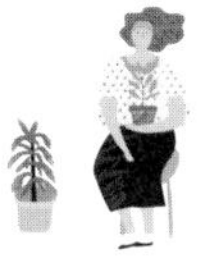

六十好幾的人了。

媽媽的兄弟姊妹們，想要我們發媽媽的照片給他們看看。可是，我們已經不願意再發了，實在不忍讓他們看到媽媽現在的樣子，儘管我們的媽媽，還在。

（初稿於二〇一七年三月三十日至四月二日）

【照顧失智家人】

對於晚期失智者，為了避免他們的咀嚼功能退化太快，也為了使其還能享受進食的樂趣，餵飯時，除了半流質的飯糊，還可以把餃子、發糕、肉餅等掰成小塊，放到他們嘴裡，讓他們慢慢咀嚼。

【照顧自己】

與失智者之間的言語連結斷了，但身體之間還能有牽繫，比如為他們按摩、摟一下、牽著手、餵他們吃飯……這些事情，不僅是對他們表達愛，更是給我們自己的撫慰。

35

今晚關機睡覺

淚流滿面地憶起，十五歲的我將離家遠行的前一夜，黑暗裡，我聽到很少表達感情的媽媽，在輕輕地抽泣。

今晚，我決定關上手機睡覺。

已經很多年沒有關過手機睡覺了，一天二十四個小時開機，只是害怕不能及時接到那個電話。

但電話終於來了——在西班牙北部城市畢爾包的一間公寓裡，當地時間凌晨兩點多鐘，我被電話鈴聲驚醒。

一開始還以為是騷擾電話，但聽到話筒裡急促的聲音，我知道最擔心的事情可能發生了。

來電話的是媽媽安養院的醫生，說媽媽今天早上精神特別不好，他們想要進行幾項檢查，需要徵求家屬同意。

相隔數千公里，我鞭長莫及。安養院聯繫了我的弟弟，他和弟妹以最快的速度趕到，看到情況不妙，叫救護車把媽媽送到醫院急救。妹妹也火速從外地趕回。

這幾年媽媽雖然在持續地衰退中，但從未發生過緊急情況。明年就是她的九十大壽了，我也做好了繼續照顧她的心理準備。

從二〇一五年一月，我們送媽媽進安養院，我和弟弟妹妹就成了安養院的「模範家屬」，一週七天，至少有四天，我們會輪流出現在安養院裡：推媽媽到花園晒太陽，給媽媽餵飯，牽著她走路，到小醫院找大夫為她按摩已經開始攣縮的身體……我們以為，這樣「平安無事」的日子還能一天天繼續下去。

是啊，媽媽的下坡路是一直波瀾不驚，少有跌宕，幾乎沒讓我們受過驚嚇。也因為這四年多來，她生活在品質不錯的安養院裡，能得到很好的照顧，因此已經退休的我們三人，也會輪流出個門，給自己放放風。

弟弟妹妹告訴我，老媽是心肌梗塞，送到醫院的ＣＣＵ（心臟科重症加護病房）了，目前情況已經穩定。

是否馬上結束旅行回國？本來，這次我打算跟兩位女性朋友在西班牙和葡萄牙自駕遊的。臨行前，一位朋友不得不退掉了機票，因為她唯一的弟弟突然要進行手術，她必須留下來照顧家中老母。最後和我一起出行的堂妹，會開車卻不懂英文（其實我也不懂多少），如果我半途回來，她只能跟著我回來，要承擔不小的經濟損失。

弟弟妹妹們勸我先等等，看看老媽的情況再做決定。

是夜做夢，夢見媽媽在凌晨2:46去世了。驚醒後抓過手機看訊息，看到身為醫生的弟妹留言：我剛給ＣＣＵ大夫打電話問了媽媽的病情，她說昨天入院後，用了內科治療冠心病的常規治療方法，心率、脈搏和昨天沒有太大變化，心電圖也變化不大，上午送去的化驗複查結果還沒回來，目前病情還算穩定。

我鬆了一口氣。看錶，凌晨三點多。

睡不著了，在手機上查看機票，發現從馬德里回北京的飛機最多，也最快。幸虧明天就到馬德里了。

我決定從馬德里飛回北京。媽媽已經高齡，肌體脆弱，病情隨時可能有變。

媽媽離世後，我想想就覺得很神奇：從她第一次心臟病發到最後離世，一共十天。她好像就是為了等我回國，從第一次心肌梗塞中恢復過來。她給了我最後一次見面的機會，也給了我們從心理準備到喪葬準備的時間。

從馬德里回來當天去醫院看她。原本很擔心媽媽進了ＣＣＵ會渾身管子，樣子非常痛苦和悲慘，但看起來沒有想像的那麼糟糕，甚至她的臉色還很紅潤。

加護病房的護理師來和我談話，告訴我媽媽的情況，還有他們為她做了什麼。沒想到這家醫院這麼有人情味，我心下十分感激弟弟妹妹們做了正確的選擇，也覺得媽媽很幸運。

我和我的失智媽媽

照顧好失智家人，並照顧好自己

我把手放在媽媽的額頭上輕輕撫摸。她睜開了眼睛，一眨一眨地看著我，接著嘴裡發出咕咕嚕嚕的聲音。

早已失去了完整表達能力的媽媽，這個眨眼、嘴裡咕噥著的媽媽，是認出我來了，想和我說話嗎？

我呆呆地看著她，不能確定，也不敢確定。對於我們來說，和媽媽交流、聽聽她最後的願望和叮嚀，早已是一種奢望。

我撩開被窩，找到她那隻沒有扎針的手，把我的手放到她的手心中。

她握住了我的手。

我彎下腰，對著她的耳朵，輕輕地和她說：「媽媽，我是曉婭，我是你的大女兒，我從國外回來了。你能認得我嗎？你女兒在你身邊，別害怕……」

不管她知不知道握住的是女兒的手，知不知道在她耳邊說話的是她的女兒，我想這隻手也會讓她感覺到溫暖，這輕輕的話語也會讓她知道有人在陪伴，不那麼孤單吧？

老媽的大腦裡是個什麼狀況？她的內心還有情感流動嗎？現在她究竟能看到什麼、聽到什麼？她身體疼痛或難受嗎？她知道自己已經生命垂危嗎？她有什麼放心不下的事情嗎？她害怕死亡嗎？她希望我們為她做些什麼嗎？……

一切的一切，我們都想知道，卻又無法知道！如果說失智症讓我們生活在平行世界中的話，那麼，現在它所築起的那道透明的牆，則讓我感到絕望！

ＣＣＵ的探視時間是半小時，我還要讓別人進來。特別是在四川生活的堂妹，她沒有選擇馬上轉機回家，而是到醫院裡來看望我的媽媽。說來也是緣分，在她的媽媽病逝前，我利用講課的機會回到家鄉，和老人家做了最後的告別。現在輪到她了。

我輕輕把手抽出來，但分明能感到媽媽不想鬆手。她雖然沒有很大的力氣，但我還是能感覺到她在拉住我。

我嘆口氣，把手抽出來，走出加護病房。

第二次去看媽媽，覺得她的臉色不再紅潤。撫摸她的時候，她睜開一下眼睛又馬上閉上了，顯然沒有昨天的狀態好。

護理師說，她自己大便了兩次，看護還幫她在床上洗過頭髮。

我很驚奇，和護理師確認：是她自己解的大便，不是用浣腸劑？護理師給了我肯定的回答，並說大便有點稀，他們會繼續觀察。

我和我的失智媽媽

照顧好失智家人，並照顧好自己

這幾年，身為「北京生前預囑推廣協會」的理事，我也在參與志工培訓等事情。協會的「七彩葉志工團」在醫院為末期病人提供服務，我也會到現場看他們做什麼和如何做。每當看到志工用特製的工具為那些臥床的病人洗頭、理髮，我都非常感動。有些人報名當臨終關懷志工，想著要做些精神超渡的事情，沒想到志工們卻在做這些「體力活」。但我卻一直覺得，這些看起來並不怎麼特別的服務，對於病人來說無比寶貴，不僅讓臨終者感到舒適和有尊嚴，也讓他們感受到來自人間的關心與愛。

沒想到，我的媽媽也得到了這樣的服務，雖然不是來自志工。

媽媽會好轉嗎？我問醫生。醫生說，高齡老人需要觀察，一般兩個星期如果數值正常，可以出加護病房。

希望似乎還在。我們甚至還討論了媽媽出加護病房後，是在這裡住院還是回安養院，或住安養院旁邊的社區醫院。但另一方面，我們心裡也清楚媽媽的病情可能會惡化。

以前，我們討論過媽媽走的時候給她穿什麼衣服，反正不能穿壽衣店的衣服，那與她的身分和氣質太違和了。妹妹建議穿媽媽在國外工作時做的墨綠色絲絨旗袍。為了和這件旗袍相配，她網購了一雙綠色綢子面的布鞋，還找了幾條真絲圍巾。這些天，妹妹已經把它們都拿到自己家，熨燙好了，內衣也準備好了。

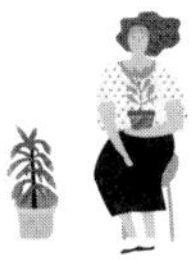

十一月十五日，週五。早上問正要上班的女兒週六是否去看外婆，女兒說去。上午不能探視，在家整理東西。中午給自己煮好了冷凍餃子，準備吃完就去醫院。餃子剛放到桌上，電話響了，是醫生，說老媽再次心肌梗塞，他們正在用藥，希望我們馬上過去。

和先生飛快下樓，開車到醫院。路上打電話給女兒。

到了老媽的病房，她雙眼緊閉，但藥物似乎起了作用，生理監視器上的一些數值在好轉。弟弟、弟媳和妹妹，還有我的女兒都陸續趕到了。

我們輪流進去看媽媽。我有點擔心女兒看到外婆的樣子會害怕，給她看了外婆在病床上的照片，希望她有心理準備。女兒出來後流著淚告訴我，看到外婆她並不害怕，但是心裡很傷感。她是這個家在北京的唯一孫輩，爺爺走的時候，她也是和爺爺告別的唯一孫輩。

過了一會兒，媽媽的狀況又「穩」住了，我們決定我和妹妹在醫院附近的旅館住下，弟弟和弟媳先回家。

妹妹在旅館的床上鋪開給媽媽準備的衣服，我們商量著穿什麼不穿什麼。我們並不在意穿新的還是舊的，一心只想著把媽媽打扮得漂漂亮亮的。

媽媽年輕時還是滿時髦的，特別是因為在國外工作，會有些漂亮衣服，有些還是在國外買的。記得二十世紀六〇年代，她回國時帶我出去，我總要與她拉開一小段距離，因為覺得這個燙著時髦髮型、穿著無袖洋裝的媽媽太「洋裡洋氣」了。

可惜這些年，她的失智症到了晚期，頸椎變形抬不起頭，只能用圍兜遮在胸前，全然沒有了當年知識女性的樣子。現在，如果她要走，就讓她優雅地走吧！

絲絨旗袍很長，可以直到腳面，我覺得配一雙白襪子就行，妹妹覺得黑襪子比較好。於是兩個人就出去找了家超市，買了一白一黑兩雙棉襪，還買了一支口紅，想著要不要給她化化妝。我們家的女性基本上都是素顏的，但我們不希望媽媽的遺容太過蒼白或灰暗。

中午飯就沒吃的我，此時餓得有點心慌。找了家飯館要來菜單，還沒點菜，電話就響了，是醫生打來的。這時我們離醫院不過三百多公尺，對服務生說聲「對不起」，妹妹回旅館拿衣服，我直奔醫院。

進了CCU，醫生告訴我，這一次可能沒有希望了，老媽的心跳已經沒有了。她說她知道我們簽署了「不施行心肺復甦術（ＤＮＲ）同意書」，但為了等到家屬，大概也是為了給家屬安慰，現在有醫生在為老媽做心臟按壓，也在給老媽用藥維持。「是輕輕地按壓，不是那種很重的，」她特意說：「你看是不是還要繼續按壓和用藥？」這些年在生死學領域的探索，對於「死亡」，我並不陌生，也接受了「尊嚴死」的理念。但面對自己的親人，要在自己的親人臨終時做出抉擇，是和講課與寫作全然不同的場景。

我感覺到自己的心在咚咚地跳。想到公公去世時，我先生曾說，過去一個人的命是老天決定的，現在這個決定權似乎轉到人的手中，可是我們有權利做這個決定嗎？誰有權利做這個決定呢？

現代醫學的強大實在令人驚嘆。我看到過失去吞嚥功能靠鼻胃管活了一年的失智老人，也看到過在急重症加護病房裡躺了三年還活著的人。但那真的是在「活著」嗎？

媽媽病床前，有兩個年輕的醫生在為她按壓心臟，我能感覺到那其實已經是一種安慰性做法了。既然無力回天，就讓醫生們休息，也讓媽媽能平靜地離開吧！

我深吸一口氣，對醫生說：「不用按壓了，如果藥物還能維持就繼續，等我弟弟妹妹們來。」

我和我的失智媽媽

照顧好失智家人，並照顧好自己

看了看床頭的生理監視器，高血壓已經沒有了。我撫摸媽媽的額頭，她也不再有反應。我走到床的另一邊，把手伸進被子，握住了媽媽那隻沒有扎針的手。

護理師進來，看了一眼生理監視器，驚訝地說：「血壓怎麼那麼高？」

我也一驚，恍惚中回頭看到高血壓和低血壓都在一百以上。我想，那是我握住媽媽的手時，她的身體做出的反應嗎？生命真是太不可思議了！

我不再關心那個儀器，我知道那裡還有一些波動的曲線早晚會變成一條直線。但我知道人臨終時最後關閉的是聽覺系統，所以我趴在媽媽身上，輕輕地對她說（旁邊病床還有一位九十五歲的老人，我不希望打擾到她）：

「媽媽，這些年你太辛苦了。你要是太累了，就放心地去吧，去和爸爸團聚吧！你的三個孩子都很好，我們都能自立。你的孫子、外孫女，還有你的重孫子也都很好。謝謝你，謝謝你給了我們生命……」

媽媽沒有任何反應。

妹妹很快帶著衣服過來了。這時，這波藥物的作用已經過去了，醫生問我們是否還要再用藥。我和妹妹都知道，用藥只是心理安慰。正逢週五晚交通尖峰，弟弟可能一時趕不到，但他也早已做好了心理準備，所以我們告訴醫生：不需要用藥了，就讓她安靜地走吧！

我們知道，媽媽一旦離去，需要馬上為她清理身體和穿衣服。我們希望親手為媽媽穿衣服，但畢竟沒有經驗，擔心穿不上或穿不整齊，所以還是決定請專業的殯葬公司。

我出去給殯葬公司打電話。妹妹一個人在病床邊陪伴媽媽。她一手握住媽媽的手、一手撫摸著媽媽的額頭，貼在她的耳邊跟她說：「別害怕，我在呢。爸爸在那邊接你，別害怕。你放心地走吧，我們都很好，放心吧……」

護理師進去，和妹妹一起給媽媽做了最後一次心電圖。列印出來，心電圖已經是一條直線。

妹妹看錶，18:48。後來，醫生在死亡證明上寫下了這個時間。

護理師要為媽媽做遺體護理，請我們暫時離開加護病房。

護理師的工作完成後，媽媽的管子都沒有了，她不再是一個等待搶救的「病人」，而真的變成了一個「逝者」。

殯葬公司的人趕到了。我們一起為老媽擦身，然後從裡到外一件件穿上衣服。

我看到逝去的媽媽雖然瘦弱，但是皮膚仍然光潔，皮下仍有脂肪。這些應該歸功於安養院吧。雖然媽媽早已是「三等飯民」，每頓飯吃的都是飯糊，但畢竟是營養師配餐的飯糊啊，且媽媽似乎一直保持食欲，每餐能吃下不少東西。這也讓我們一直覺得她還有很強的生命力，能活過自己的九十大壽。

穿旗袍和穿鞋子時稍微費了點功夫，但穿上後很服貼。根據殯葬人員的建議，我們給她穿了白色的襪子。最後，妹妹在媽媽的脖子間繫上一條深色的絲巾，上面有幾朵紅花。

媽媽因為頸椎彎曲，早已不能平躺，這兩年只能側身而睡，非常辛苦。但離世之後，也許是肌肉鬆弛下來了吧，她竟然躺平了！現在，她仰面安睡在枕頭上，雖然臉色有些蒼白，但有絲巾上的紅色花朵映襯著，她顯得很平靜，好像很享受平躺著睡覺的樣子。

媽媽，辛苦了，你就好好睡吧！

不過，聽從殯葬服務人員的勸告，我們沒有為媽媽化妝，因為據說遺體冷藏後，油彩會花掉。

穿過週五晚上的車流，我和弟弟送靈到八寶山。人們正在開始享受又一個週末，而我們的媽媽，一個從江南水鄉走出來的知識女性，走完了她八十九年的人生，魂魄已經西行，軀體還靜靜地躺在我們的身邊。

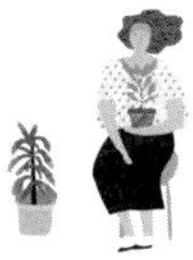

回到家，我決定關上手機睡覺，再不用擔心半夜鈴聲了。

關燈後，三十二年前爸爸離去的那個夏夜浮現出來。那是一九八七年七月二十四日的夜晚，我在媽媽房間裡陪她睡覺，黑暗中，傳來媽媽的陣陣哭泣。

還有，一九六九年一月十六日的夜晚，十五歲的我即將離開北京，遠赴異鄉。媽媽讓我上床睡覺，自己在檯燈下為我補衣服。我聽到很少表達感情的她，在輕輕地抽泣。

已經半個世紀了。我淚流滿面。

（初稿於二〇一九年十一月十六日至二十四日）

後記／

這一段文字，來自「真實」

真實記錄著失智者的生命歷程，
真實描述了陪伴者的酸甜苦辣。

人生路上，會有大大小小的考試。陪伴患了失智症的媽媽走完她人生的最後一程，是我生命中的一場馬拉松考試。

和我一起上考場的，是我的弟弟和妹妹。

現在，這張考卷寫完了。

在上面，你會看到，得了失智症的人在生命下坡路上的種種狀況，那就是我們的一

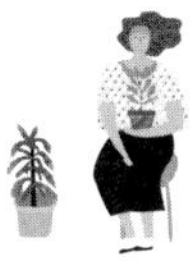

道道考題。你也會看到，這張答案卷並不乾淨工整，更不是沒有錯漏缺失。在它上面，留下了我和弟弟妹妹們的努力，也留下了屬於我的擔心、焦慮、掙扎和挫敗，還有答卷過程中，我的學習、反思與成長。

我沒有在考卷上譜寫一首首「愛的頌歌」，也沒把「無私奉獻」當作滿分標準來追求。在高齡社會已然來臨之際，如果這些文字對別人有點用的話，我希望它來自「真實」：真實地記錄失智老人的一段生命歷程，真實地描述陪伴者的酸甜苦辣。

重新看這些文字，我也發現了自己最大的焦慮，不是在生活上如何照顧老媽，而是覺得沒有辦法瞭解老媽的內心世界，包括她一生的生命故事。一切都已經太晚了！

瞭解上一代，其實是為了找到自己的根。我覺得知道父母的一生是怎麼度過的人，會和這個世界連結得更深，對生命愛得更深。願讀到此書的朋友，在還來得及的時候，去不帶評判地聽聽父母一生中的酸甜苦辣，去發掘一下他們的生命故事，特別是那些寶貴的細節。

媽媽去世不久，COVID-19襲來。在疫情肆虐的日子裡，我整理完了這些文字。我想，這份答案卷的完成，也是我一項人生使命的結束。

感謝媽媽。**媽媽，你的失智症給了我一個機會去成長。**在不得不顛倒人生角色去做你的媽媽的過程中，我彷彿像陪伴女兒長大一樣，慢慢學會處理種種「事情」——既有無數想得到想不到的「事」，也有複雜與糾結的「情」；我學會了仔細地觀察和深入地理解，也學會了忍耐、諒解、接納和允許。

你的狀況，也讓我能對自己的晚年早一點開始思考和準備。這些年來，我堅持學習，接觸新知，努力保持心智的活躍：我透過寫作和講課釋放自己的創造力，透過公益活動與社會保持連結互動，透過自助旅行讓自己在陌生的環境接受刺激，激發自身的潛能……

媽媽，在你離開後，我在自己身上發現，其實你的很多特質也在我的身上，比如：

我喜歡新的挑戰，就像你願意去學習當時少有人學的法語一樣；

在人生岔路口，我總是自己做出判斷和選擇，並且在精神上非常獨立；

甚至，我也像你一樣，學東西還滿快的……

這些與你相似的特質，曾經在我生命的旅途中帶給我許多幫助，今後它們還會陪伴我繼續前行，就像早已去世的爸爸在我身上留下的印記一樣。

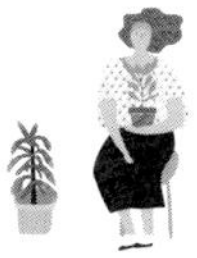

還有，我特別欣慰的是，在你去世後，聽弟弟說，你雖然很少直接表達對孩子的感情，其實你對我們的付出也是心存感激的。有一次，院子裡的一個阿姨告訴弟弟，媽媽拿著弟弟和弟媳送去給她的西瓜說：「你看我兒子多好，又給我送西瓜來了。」說這話的時候，媽媽流了眼淚，想必那眼淚裡有許多的愛吧。

好了，親愛的媽媽，你走過了很多的路，領略了這世界上很多的風景，現在和爸爸一起在天堂安息吧！

（二〇二〇年二月十五日，媽媽去世三個月）

附錄／

失智症相關醫療、照護協助資源

●台灣臨床失智症學會

簡介：網站首頁左方的選單中，有「診療醫師推薦名單」。
網址：tds.org.tw

●台灣失智症協會

簡介：有豐富的相關資源，並可做極早期失智症線上檢測（站內搜尋：線上檢測）。
網址：www.tada2002.org.tw
失智症關懷專線：0800-474-580（失智時，我幫您）
電話：(02)2598-8580
Email：tada.tada@msa.hinet.net

● 失智症社會支持中心（社會支持網）

簡介：提供社會福利資源介紹，與照顧者支持團體、照顧訓練資源說明等。

網址：reurl.cc/xEp69V

● 天主教失智老人社會福利基金會

簡介：聖若瑟失智老人養護中心、萬華老人服務中心、失智症宣導等服務。

網址：www.cfad.org.tw

電話：(02)2332-0992

Email：s8910009@ms61.hinet.net

● 弘道老人福利基金會

簡介：社區照顧服務、社區志工站、銀髮族活動。

網址：www.hondao.org.tw

電話：(04)2206-0698（台中總會）

Email：hondao@hondao.org.tw

●大台南熱蘭遮失智症協會

簡介：病友關懷及訪視、家屬關懷及照護技巧等活動、志工及看護教育訓練等。

網址：www.zda.org.tw

電話：(06)208-3001（台南）

Email：zda2004a@gmail.com

●愛長照

簡介：整合長照專業資訊、工作者，為照顧者解決疑問，提供心靈及實務上的養分。

網址：www.ilong-termcare.com

臉書社團（私密社團，須申請加入）：「愛長照—照顧者聯盟」

●新北市家庭照顧者關懷協會

簡介：除了照顧者的全面資訊，另有「銀光食堂」餐廳，如同照顧者的「心」聚所。

網址：www.takecare880.org

電話：(02)2921-2889

Email：takecare880@gmail.com

台北市家庭照顧者關懷協會

簡介：服務照顧者與被照顧者，並有居家照顧資源等，提供直接的支持服務。

網址：carer.org.tw

免付費「照顧諮詢專線」：0800-008-002

電話：(02)2739-8737

Email：service@carer.org.tw

衛福部「長照專區」

網址：1966.gov.tw/LTC/mp-201.html

長照服務專線：1966

衛福部「社會及家庭署」

簡介：有社福機構、各地區社會局、衛生局等資源。

網址：www.sfaa.gov.tw/SFAA

電話：(02)2653-1776（台北）、(04)2250-2850（台中）

國家圖書館預行編目資料

我和我的失智媽媽：照顧好失智家人，並照顧好自己/陸曉婭著. -- 初版. -- 臺北市：寶瓶文化事業股份有限公司, 2021.11
面； 公分. -- (Restart；021)
ISBN 978-986-406-258-4(平裝)
1.老年失智症 2.父母 3.照顧者
415.9341 110016404

寶瓶 AQUARIUS
Restart 021

我和我的失智媽媽

——照顧好失智家人，並照顧好自己

作者／陸曉婭

發行人／張寶琴
社長兼總編輯／朱亞君
副總編輯／張純玲
資深編輯／丁慧瑋　編輯／林婕伃
美術主編／林慧雯
校對／丁慧瑋・林俶萍・陳佩伶
營銷部主任／林歆婕　業務專員／林裕翔　企劃專員／李祉萱
財務主任／歐素琪
出版者／寶瓶文化事業股份有限公司
地址／台北市110信義區基隆路一段180號8樓
電話／(02)27494988　傳真／(02)27495072
郵政劃撥／19446403　寶瓶文化事業股份有限公司
印刷廠／世和印製企業有限公司
總經銷／大和書報圖書股份有限公司　電話／(02)89902588
地址／新北市五股工業區五工五路2號　傳真／(02)22997900
E-mail／aquarius@udngroup.com

法律顧問／理律法律事務所陳長文律師、蔣大中律師
如有破損或裝訂錯誤，請寄回本公司更換
著作完成日期／二〇二一年一月
初版一刷日期／二〇二一年十一月
初版一刷+日期／二〇二一年十一月十日
ISBN／978-986-406-258-4
定價／三七〇元

《給媽媽當媽媽》
陸曉婭◎著

Published by Aquarius Publishing Co., Ltd.
Printed in Taiwan.

AQUARIUS 寶瓶文化事業

愛書人卡

感謝您熱心的為我們填寫，
對您的意見，我們會認真的加以參考，
希望寶瓶文化推出的每一本書，都能得到您的肯定與永遠的支持。

系列：Restart 021　**書名：我和我的失智媽媽——照顧好失智家人，並照顧好自己**

1.姓名：＿＿＿＿＿＿＿＿　性別：□男　□女

2.生日：＿＿年＿＿月＿＿日

3.教育程度：□大學以上　□大學　□專科　□高中、高職　□高中職以下

4.職業：＿＿＿＿＿＿＿＿

5.聯絡地址：＿＿＿＿＿＿＿＿＿＿＿＿＿＿＿＿

聯絡電話：＿＿＿＿＿＿＿＿　手機：＿＿＿＿＿＿＿＿

6.E-mail信箱：＿＿＿＿＿＿＿＿＿＿＿＿

□同意　□不同意　免費獲得寶瓶文化叢書訊息

7.購買日期：＿＿年＿＿月＿＿日

8.您得知本書的管道：□報紙／雜誌　□電視／電台　□親友介紹　□逛書店　□網路　□傳單／海報　□廣告　□其他

9.您在哪裡買到本書：□書店，店名＿＿＿＿＿＿　□劃撥　□現場活動　□贈書

□網路購書，網站名稱：＿＿＿＿＿＿＿＿　□其他＿＿＿＿＿＿

10.對本書的建議：（請填代號　1.滿意　2.尚可　3.再改進，請提供意見）

內容：＿＿＿＿＿＿＿＿＿＿＿＿

封面：＿＿＿＿＿＿＿＿＿＿＿＿

編排：＿＿＿＿＿＿＿＿＿＿＿＿

其他：＿＿＿＿＿＿＿＿＿＿＿＿

綜合意見：＿＿＿＿＿＿＿＿＿＿＿＿＿＿＿＿＿＿＿＿

11.希望我們未來出版哪一類的書籍：＿＿＿＿＿＿＿＿＿＿＿＿＿＿＿＿

讓文字與書寫的聲音大鳴大放

寶瓶文化事業股份有限公司

（請沿此虛線剪下）

廣 告 回 函
北區郵政管理局登記
證北台字15345號
免貼郵票

寶瓶文化事業股份有限公司 收
110台北市信義區基隆路一段180號8樓
8F,180 KEELUNG RD.,SEC.1,
TAIPEI.(110)TAIWAN R.O.C.

（請沿虛線對折後寄回，或傳真至02-27495072。謝謝）